Dr. Fernando Monreal García de Vicuña

UROLOGÍA PARA LA PAREJA

LO QUE TODA PAREJA QUISIERA QUE LE EXPLICARA SU URÓLOGO

UROLOGÍA PARA LA PAREJA

Dr. Fernando Monreal García de Vicuña

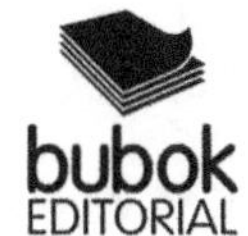

bubok EDITORIAL

ISBN papel: 978-84-686-5883-4
ISBN digital: 978-84-686-5884-1

Impreso en España

Editado por Bubok Publishing S.L.

Índice

NOTA DEL AUTOR

En España, en 1998, el 20 % de la población superaba los 60 años. Se calcula que para el año 2050, el porcentaje se eleve al 35 %. De hecho, las mujeres españolas son las más longevas de la Unión Europea, y los varones ocupan el segundo lugar, después de los suecos. Esto explica que en los próximos años los problemas de salud por patologías urológicas vayan a aumentar considerablemente.

Se calcula que dos millones de españoles padecen de algún grado de disfunción eréctil, que un número similar de mujeres arrastra el problema de la incontinencia de orina, y que el tumor de próstata ya afecta al 10 % de los varones mayores de 50 años. En total, ocho millones de españoles padecen trastornos urológicos. Desde el punto de vista económico, solo la incontinencia de orina supone un costo en absorbentes de 181 millones de euros al año.

En patologías como la incontinencia de orina o la hiperplasia benigna de próstata es imprescindible que la población general no considere —erróneamente— que estos trastornos son propios de la edad —y por lo tanto inevitables—, sino todo lo contrario, trastornos que hoy en día se pueden tratar con eficacia y, al mismo tiempo, con procedimientos poco agresivos. Será pues de enorme interés que la población posea una cultura sanitaria adecuada y conozca los trastornos urológicos más frecuentes que toda persona, hombre o mujer, puede padecer a lo largo de su vida. De esta manera se podrá realizar la prevención de muchas de las patologías, e incluso, poner remedio precoz a enfermedades que, ante su desconocimiento, pueden ser de resultados nefastos para quien las padece.

Dr. Fernando MONREAL

«Toda obra grande es el fruto de la paciencia y la perseverancia, combinados con una atención orientada tenazmente, durante meses y aún años, hacia un objeto particular»

Los tónicos de la voluntad
Santiago RAMÓN Y CAJAL

UROLOGÍA MASCULINA

FIMOSIS

¿Qué es?

Hablamos de anillo de fimosis cuando el prepucio —piel que recubre el glande— tiene dificultad para retraerse y dejar a este al descubierto. En ocasiones, el anillo es tan acusado que no deja descubrirlo lo más mínimo, y entonces hablaremos de fimosis puntiforme, pues prácticamente es un punto el orificio que el prepucio deja libre para que salga la orina.

¿Todos los niños tienen fimosis?

En el embrión, el prepucio comienza a desarrollarse en la octava semana de gestación, completándose hacia la decimosexta, y en cuanto al nacer permanecen adherencias entre la superficie interna del prepucio y el glande, este es el motivo por el cual solo un 4 % de los recién nacidos muestra un prepucio totalmente retráctil.

Por lo tanto, en el momento del nacimiento aparece de forma habitual y se puede considerar fisiológico —normal— hasta los 4-6 años de edad. Solo a partir de este momento es cuando merecerá la pena consultarlo con su pediatra y/o urólogo.

En la edad adulta, por motivos desconocidos —aunque en ocasiones puede estar relacionado con la diabetes mellitus—la piel del prepucio puede esclerosarse (perder elasticidad) y originar el anillo de fimosis que dificultará las relaciones sexuales, llegando estas a ser dolorosas.

Algunas religiones como el islam y el judaísmo incorporan entre sus rituales la eliminación de la parte final del prepucio que cubre el glande; algo similar a lo que se hace en la cirugía propiamente dicha de la fimosis o circuncisión.

¿Puede aparecer la fimosis fuera de la infancia?

Efectivamente. Y esto es así porque en la edad adulta se puede producir una esclerosis de la piel del prepucio, con la consiguiente pérdida de elasticidad, y por ende, se origina el anillo de fimosis. Los motivos se desconocen, pero es sabido que resulta más frecuente entre la población que padece diabetes.

¿La fimosis dificulta el desarrollo del pene?

No. Todos los datos recopilados hasta la actualidad desmienten lo que la habladuría de la calle suele pregonar, en el sentido de que la fimosis no dejaría desarrollar al pene, y por lo tanto, quedaría de menor tamaño.

¿Qué entendemos por parafimosis?

Consiste en la hinchazón de la parte final del pene, incluido el glande, debido a que al retraer el prepucio, y habiendo previamente un cierto componente de fimosis, estrangula de alguna forma el pene, dificultando así el drenaje venoso; si permanece mucho tiempo en esta posición, ocurrirá la inflamación o edema del mismo, impidiendo al prepucio recubrir el glande, y originando dolor por la compresión. Cuando esta situación se presenta, se considera la conveniencia de realizar una cirugía de fimosis, eliminando así el anillo que estrangula la base del glande.

¿Qué es el esmegma?

Cuando la secreción que producen las glándulas a nivel de la zona del prepucio queda acumulada ante la ausencia de una higiene adecuada, se forma una sustancia pastosa de color blanco-amarillento que es conocida con el nombre de esmegma. Su acumulación, si persiste la falta de limpieza, puede conllevar la presencia de infecciones.

La fimosis, al impedir retraer el prepucio, puede acarrear la dificultad para realizar una correcta higiene y en consecuencia habrá acumulación de esmegma.

¿Es necesario tratar la fimosis?

Solo en aquellos casos en los que origina dolor con la erección, o bien ocasiona infecciones (balanitis), grietas en el prepucio (por desgarro de la piel) o cuando incluso dificulta el coito.

En niños puede intentarse aplicar una pomada a base de corticoides, con la finalidad de aumentar la elasticidad de la piel y hacer que desaparezca el anillo de fimosis. Sin embargo, ya en edad adulta, el tratamiento con la pomada corticoidea suele ser menos efectivo porque la piel ha perdido elasticidad, y el tratamiento generalmente suele ser la cirugía (conocida como circuncisión o postectomía), con anestesia local, en la que se extirpa la «bufanda» de piel prepucial que origina el anillo. La cirugía es en régimen ambulatorio (el paciente se va directamente a su domicilio), y los puntos de sutura caerán solos, pues son de un material reabsorbible. Se aconseja evitar relaciones sexuales durante un mes, y el resultado estético final es el de un pene con el glande siempre al descubierto.

¿Es cierto que en la pareja femenina puede ocasionar cáncer de útero?

Se ha demostrado que, si no existe una adecuada higiene, el esmegma acumulado puede ocasionar cáncer a nivel del cuello uterino, también denominado cervix. De ahí la importancia de una adecuada limpieza en el varón.

Recuerde que...

- La fimosis se considera normal (fisiológica) hasta los 6 años de edad.
- Es importante la higiene diaria, con agua y jabón, echando la piel del prepucio hacia atrás para eliminar el esmegma.
- No tratar la fimosis puede ocasionar infecciones a nivel del glande (balanitis) e incluso trastornos en la erección.
- Se puede padecer a cualquier edad, y no solo en la infancia.

TESTÍCULO

Introducción

Es la glándula masculina encargada de la producción de espermatozoides y de hormonas sexuales. Sus dimensiones medias rondan los 5 x 3 x 2,5 cm, con un peso aproximado de 10-14 gr.

En el interior de cada testículo hay entre doscientos y trescientos *lobulillos*, cada uno de ellos con entre uno y cuatro *túbulos seminíferos*, en cuyas paredes se produce el proceso de la *espermatogénesis*. Unas células, denominadas *células de Leydig*, se encargarán de la producción de la testosterona (hormona sexual masculina por excelencia). Otras células, a las que conocemos como *células de Sertoli*, se ocuparán de la fabricación de esperma.

El esperma, una vez salga del testículo, tendrá que circular por el epidídimo, el conducto deferente y el conducto eyaculador antes de llegar a la uretra, donde se unirá a otras sustancias, la mayor parte de procedencia prostática y que, fundamentalmente, van a ser factores nutritivos para los espermatozoides en su largo camino hasta el óvulo.

La producción, tanto hormonal (testosterona) como de espermatozoides (espermatogénesis), está gobernada y regulada desde el cerebro a través del denominado eje hipotálamo-hipófiso-gonadal.

En la hipófisis, glándula hormonal que se encuentra en una estructura ósea del interior del cráneo llamada silla turca, se producen la FSH (hormona foliculoestimulante), que actuará sobre la espermatogénesis, y la LH (hormona luteinizante), que va a actuar sobre la fabricación de testosterona.

Tras una etapa de descanso, es a partir de los 9 años cuando se produce el desarrollo definitivo y completo de la espermatogénesis y el establecimiento de las funciones hormonales testiculares.

CRIPTORQUIDIA

¿Qué es?

También conocida como maldescenso testicular, es la anomalía más frecuente del tracto genitourinario en niños (1 %). En prematuros menores de 30 semanas, esta cifra puede llegar incluso al 30 %. Es más frecuente en el lado derecho (70 %), y puede ser bilateral entre un 10 y 20 % de los casos. En un 3 % es debido a que no existe testículo.

Existen dos grandes grupos de maldescenso testicular:

a) *Testículo no palpable.* No se encuentra el testículo, bien porque no existe o porque es inaccesible a la palpación por estar en el abdomen (conocido como testículo intraabdominal).

b) *Testículo palpable.* Se evidencia el testículo, pero está fuera del escroto —que es su correcta ubicación—. Este gran grupo puede a su vez clasificarse en:

—*Testículo no descendido palpable.* Situado en el trayecto normal de descenso testicular, pero sin lograr hacerlo, o que si lo hace, al soltarlo, vuelve a subir inmediatamente.

—*Testículo ectópico.* Se encuentra fuera de la bolsa escrotal y del trayecto normal de descenso testicular.

—*Testículo retráctil* (o «*en ascensor*»). De localización inguinal que, con maniobras manuales, se puede llegar a hacer descender, pero que nuevamente, tras un reflejo cremastérico (músculo del escroto), puede volver a ascender.

—*Testículo ascendido*. Es el testículo que estuvo en el escroto en los primeros años de vida, y que, posteriormente, ascendió al canal inguinal.

¿Qué importancia tiene?

Se sabe que el testículo, fuera de su localización escrotal, puede ver afectada su fisiología (buen funcionamiento) y bioquímica, habiendo más probabilidades, incluso, de degenerar en tumor.

¿Se puede tratar mediante hormonas?

El tratamiento hormonal se ha utilizado con mucha frecuencia, pero en 2007 se publicó un trabajo (metaanálisis) nórdico por el que no se recomiendan los tratamientos hormonales debido a su baja efectividad y a sus posibles efectos secundarios sobre la espermatogénesis. Por lo tanto, el tratamiento recomendable será el quirúrgico (orquidopexia), excepto en los testículos retráctiles o «en ascensor», en cuyo caso se realizará un seguimiento médico anual, dado que un 30 % de ellos tiene el riesgo de ascender.

La edad de la orquidopexia ha ido disminuyendo con el tiempo para mejorar la fertilidad en la edad adulta. Actualmente se recomienda entre los 6 y 12 meses de edad, y como máximo antes de los 18 meses.

TORSIÓN TESTICULAR

¿En qué consiste?

Es la causa más frecuente de urgencia testicular en la infancia. Como su nombre indica, es la torsión o giro del cordón espermático, esto es, el conducto que sale del testículo y que tras un recorrido inguinal y posteriormente intraabdominal conduce a los espermatozoides hasta la próstata y uretra, con lo que se produce el estrangulamiento de la arteria espermática, y por lo tanto, se impide que llegue la sangre arterial al testículo, produciéndose isquemia, con el consiguiente infarto de este último. El pronóstico, de ahí la urgencia, dependerá del tiempo de isquemia antes de su diagnóstico y tratamiento.

¿Cómo se manifiesta?

Fundamentalmente, con un dolor agudo, a nivel del testículo afectado, e importante afectación debida al malestar persistente.

¿Se puede tratar?

En ocasiones puede lograrse la detorsión mediante manipulación, pero lo más frecuente es que precise tratamiento quirúrgico. En aquellos casos en los que se haya llegado tarde y el testículo no recupere la vitalidad, será preciso su extirpación.

ORQUITIS, EPIDIDIMITIS Y ORQUIEPIDIDIMITIS

¿Qué son?

La *orquitis* es una inflamación del testículo, lo más frecuente de origen infeccioso, en cuyo caso suele ser ocasionada por gérmenes responsables de las infecciones de orina y que, a su vez, pueden afectar a la vía seminal.

La *epididimitis* es una inflamación del epidídimo, estructura en forma alargada, como si fuera un gusano, que se encuentra detrás del testículo, y que es donde maduran los espermatozoides. A su vez, puede ser de origen infeccioso o no.

La afectación conjunta del testículo y del epidídimo es conocida como *orquiepididimitis*. Una de las causas frecuentes suele ser la traumática (balonazo, patada, accidente en moto, etcétera).

¿Cuáles son los síntomas?

Se manifiestan con dolor intenso a nivel del escroto, asociado al aumento de su tamaño y enrojecimiento. Cuando la causa es infecciosa, se acompañan de fiebre de más de 38ºC, y suele haber (no es obligatorio) clínica de infección de orina, con escozor al orinar (que puede llegar al ardor) y aumento de la frecuencia de las micciones.

¿Cómo las diagnosticaremos?

Además del examen físico (exploración) se aconsejará realizar ECO escrotal y cultivo de orina con antibiograma, análisis en el que se detecta qué antibióticos son los adecuados para tratar el germen que ocasiona la infección.

Una cosa que habrá que hacer es no confundirlo con la *torsión testicular*. En este caso puede ser muy interesante para su diagnóstico la realización de ECO-Doppler color de alta resolución, que observará si existe o no circulación de sangre arterial al testículo.

¿Cómo se tratan?

El tratamiento de la orquiepididimitis infecciosa bacteriana será antibiótico, y como mínimo, durante tres semanas. Se aconsejará también la administración de antiinflamatorios durante los primeros días (al menos una semana) y llevar la bolsa escrotal elevada mediante un slip o suspensorio, pues esto reduce las molestias; asimismo, puede ayudar la colocación de una bolsa de hielo debajo del escroto.

La sospecha de la *torsión testicular* puede llevar al cirujano/urólogo a plantear una cirugía de urgencia, con el fin de lograr un diagnóstico definitivo y certero.

Existe un caso especial, denominado *orquitis urliana*, que no es más que la orquitis ocasionada durante el transcurso de unas paperas (parotiditis). En este caso, el tratamiento será a base de reposo y fármacos, para aliviar el dolor y la inflamación; no se administrarán antibióticos, ya que la parotiditis es ocasionada por virus.

El *traumatismo escrotal* se comporta de manera similar a una orquiepididimitis en cuanto a dolor e inflamación, pero aquí no existe componente infeccioso, por lo que no será necesario tratar con antibióticos; sí que se aplicará la bolsa de hielo debajo del escroto y la asociación de antiinflamatorios durante un tiempo variable en función de la evolución del proceso. Si a pesar de estas recomendaciones el testículo continúa inflamado (hinchado), aparecen hematomas (moratones) y persiste el dolor, conviene ser atendido por un médico, ya que un traumatismo testicular no tratado convenientemente puede acarrear complicaciones graves.

Recuerde que...

- El origen más frecuente de una orquiepididimitis es el infeccioso.
- Habrá que establecer un diagnóstico diferencial con la torsión de testículo.
- Es importante iniciar un tratamiento precoz.
- El antibiótico, si la causa es bacteriana, se tomará, como mínimo, durante tres semanas (su médico se lo especificará).
- Rara vez afecta a la calidad del semen.
- No contagia a la pareja.
- No es causa de impotencia.

MASAS A NIVEL DEL TESTÍCULO Y ESCROTO

Cuando nos encontremos con un testículo aumentado de tamaño o con un bulto habrá que determinar si estamos ante un proceso benigno o maligno. Entre los procesos benignos se encuentran el hidrocele, el espermatocele, el varicocele, la hernia inguinal y el quiste de epidídimo y cordón espermático, que se desarrollan a continuación.

Hidrocele

Se trata de una colección de líquido que se encuentra alrededor del testículo, pues lo producen dos capas (especie de camisetas) que se sitúan alrededor de él. Por tal motivo, fue llamado en la antigüedad «hernia acuosa». Es el proceso escrotal benigno más frecuente y, se calcula que afecta al 1 % de los varones.

Se diagnostica con facilidad mediante ecografía. A la exploración física se contempla una bolsa escrotal aumentada de tamaño, tensa, dura y no dolorosa.

Se plantea tratarlo cuando por el tamaño origina molestias o representa un efecto antiestético para el paciente. El tratamiento puede ser pinchar el hidrocele y evacuarlo mediante aspiración del líquido, e inyectando posteriormente una sustancia que va a ocasionar una reacción inflamatoria de las capas que producen el hidrocele, evitando así la reaparición del mismo. Esta técnica tiene un índice de fracasos del 50 %.

La técnica definitiva es la cirugía, en la que se realiza una técnica especial que impide la recidiva del mismo. Puede realizarse con anestesia local y sedación, en régimen ambulatorio (no requiere ingreso hospitalario). En el postoperatorio es frecuente que exista una inflamación importante, dejando el escroto duro (como una piedra) durante un tiempo variable, pero que puede, incluso, sobrepasar el mes.

Espermatocele

Es un quiste que contiene esperma y que se origina en la cabeza del epidídimo (parte superior del testículo). No se conocen bien las causas por las que se origina, pero independientemente de ello, se recomienda su extirpación sólo cuando es grande y da síntomas.

Varicocele

Es la dilatación varicosa de las venas del cordón espermático (véase el capítulo «Varicocele»).

Hernia inguinal

En ocasiones, las hernias se pueden introducir en la bolsa escrotal simulando un tumor, debido a la presencia del contenido intestinal.

Quiste de epidídimo y cordón espermático

Son relativamente frecuentes, y tienen las mismas indicaciones quirúrgicas que las del espermatocele.

Tumores malignos

Son más habituales en testículos que no han descendido a la bolsa escrotal (criptorquidia), y cuatro veces más frecuente en México o en la raza caucásica (6 casos por cada 100.000 habitantes en los países escandinavos) que en China o en la raza negra de Estados Unidos de Norteamérica.

Lo más frecuente es que asiente en un solo testículo, aunque en un 1-2 % puede hacerlo de forma bilateral, siendo la edad más frecuente entre los 20 y 40 años; es el tumor más frecuente entre los jóvenes, después de la leucemia y los linfomas.

Como la mayoría de los tumores, se desconocen las causas por las que pueden aparecer células cancerígenas a nivel testicular. Se ha publicado la existencia de historia familiar de tumores testiculares entre un 10 y un 15 %. No está demostrado que los traumatismos originen estos tumores, pero se han visto numerosos casos (yo tengo reflejados dos, dentro de mi casuística personal) en los que coinciden en el tiempo, el traumatismo y la presencia del tumor. Por otra parte, sí que se ha observado que son más frecuentes en aquellos pacientes que han desarrollado el sida.

Existen varios tipos, siendo el más frecuente el llamado seminoma (35 %).

Generalmente se presentan como un bulto o nódulo, a nivel del testículo, no doloroso, y de consistencia dura, como si fuera una piedra. La ecografía es en un inicio la mejor prueba diagnóstica y la más sencilla, barata e inocua; permite incluso la detección de lesiones dentro del parénquima testicular que no se detectan con la palpación. Asimismo, se pueden solicitar marcadores tumorales en el análisis de sangre, como la lácticodeshidrogenasa (LDH), alfa-fetoproteína (AFP) y la hormona gonadotropina coriónica humana (B-HCG).

Su tratamiento es la cirugía, con extirpación del testículo por vía inguinal. Posteriormente, en función de la extirpe celular y, por lo tanto, del grado de malignidad, se planteará realizar tratamiento complementario con quimioterapia y/o radioterapia.

La extirpación de un testículo no implica disminución de la virilidad, ya que el testículo restante mantiene la producción normal de testosterona (hormona masculina).

Autoexploración escrotal

Conviene realizarla después de la ducha o baño caliente, cuando la piel del escroto se encuentra más laxa y relajada. Tome un testículo con una mano y hágalo rodar o deslizar entre los dedos índice y pulgar; de esta forma sabrá si existe algún bulto o nódulo. Palpe después el cordón espermático hacia la zona inguinal. Repita el proceso en el testículo contralateral. Ante cualquier anomalía encontrada, no dude en consultarla con su médico.

Recuerde que...

- No todo bulto en el testículo es un tumor.
- Realice, periódicamente, una autoexploración del escroto.
- Es importante un estudio de toda lesión escrotal para etiquetar su naturaleza y plantear el tratamiento adecuado, si es que lo precisa.
- Hoy en día existe un altísimo porcentaje de curaciones en el cáncer de testículo, pero para ello requiere de un diagnóstico temprano.

VARICOCELE

¿Qué entendemos por varicocele?

Son venas dilatadas que aparecen en el cordón espermático, estructura alargada que se encuentra por encima de los testículos y por donde circula el conducto deferente. Para entendernos, podríamos decir que el varicocele son varices que aparecen en la bolsa escrotal, justo por encima de los testículos.

Conozcamos su anatomía

Anatómicamente, por el cordón espermático circula el conducto deferente, que es un tubo fino que lleva los espermatozoides desde los testículos hasta la próstata, donde a través de los conductos eyaculadores, en el momento del orgasmo, los expulsa al exterior a través de la uretra.

En este cordón circulan también venas, una arteria y fibras nerviosas. Pues bien, la dilatación varicosa de estas venas es lo que entendemos como varicocele. Este, en función de su grado de desarrollo, se puede clasificar en cuatro estadios, siendo el grado I el menos desarrollado, y el grado IV el más desarrollado.

Algunas veces, y en función del tamaño adquirido, puede irritar por compresión las fibras nerviosas que circulan por el cordón y puede dar molestias, e incluso en raras ocasiones puede llegar al dolor. No obstante, lo más frecuente es que se comporte como una patología silenciosa.

Celso, en el siglo I a. de C., ya describió las venas escrotales dilatadas, e incluso llegó a operarlas a través de una incisión inguinoescrotal. En la Edad Media, Abulcasis describió el varicocele como un racimo de uvas que reblandecía el testículo y «causaba dificultad al paciente para caminar y hacer ejercicio».

Barwell, cirujano inglés, fue el primero en citar la varicocelectomía (cirugía del varicocele), y la mejoría posterior de la calidad del semen. En 1856 se relacionó la infertilidad con la presencia de varicocele, y Tulloch, en 1955, recomendó su cirugía cuando el varón presentaba infertilidad; así, citó el caso de un varón estéril con varicocele bilateral y azoospermia que, tras la cirugía, normalizó la calidad del semen y pudo dejar embarazada a su esposa.

¿Cuál es su importancia?

Con una incidencia en la población general del 15 %, y del 30 % entre los varones que consultan por infertilidad, la importancia real del varicocele la da el hecho de que puede disminuir la calidad del semen, llegando a ocasionar infertilidad. El mecanismo es desconocido, pero la hipótesis más creíble es que, al haber varices, hay más cantidad de sangre y, por lo tanto, más temperatura. Es conocido que los testículos se encuentran en las bolsas escrotales a un grado inferior que la temperatura corporal, y que para regularse pueden ascender o descender en el interior de las bolsas. De alguna manera son capaces de autorregular su propia temperatura. Pues bien, este aumento de temperatura escrotal podría afectar a la calidad seminal, e incluso, en grados importantes, llegar a disminuir el tamaño testicular.

¿Por qué es más frecuente en el lado izquierdo?

El varicocele suele ser más frecuente en el lado izquierdo (90 %) por motivos puramente anatómicos, que paso a explicar:

La sangre venosa, es decir, la que ha dejado el oxígeno en los tejidos y va cargada de anhídrido carbónico hacia los pulmones, a nivel testicular izquierdo asciende por el cordón espermático, y luego por la vena gonadal, a nivel abdominal, para desembocar en la vena renal izquierda, que es la que lleva la sangre venosa desde el riñón izquierdo a la vena cava. Lo que ocurre es que la vena gonadal desemboca en la vena renal en ángulo recto, por lo que es más fácil que la sangre de esta última caiga sobre la vena gonadal y descienda hasta el cordón espermático, dilatando sus venas y creando varices.

Sin embargo, en el lado derecho, la vena gonadal desemboca en la vena porta y, además, lo hace en ángulo agudo, con lo que hay menos posibilidad de que la sangre descienda hacia la vena gonadal. Este es el motivo fundamental por el que el varicocele es de aparición más frecuente en el lado izquierdo.

¿Cómo se realiza el diagnóstico?

1. Mediante la exploración física. Palpando el cordón espermático, si se ordena hacer fuerzas (maniobra de Valsalva), podemos apreciar que las venas del varicocele se ingurgitan, es decir, se hinchan al llenarse de sangre. A esto se refería el médico Abulcansis (936-1013) con su comparación con «un racimo de uvas».

Si el varicocele es severo, generalmente se acompaña de una disminución en el tamaño del testículo del mismo lado que puede ser reversible, hasta en un 80 %, tras la cirugía (varicocelectomía).

2. Mediante ECO-Doppler. Es la prueba diagnóstica más precisa en el diagnóstico de esta patología, ya que es capaz de determinar el reflujo de sangre venosa al realizar la maniobra de Valsalva.

Será también de interés realizar un seminograma, sobre todo en aquellos varones que estén pensando en su próxima paternidad, de cara a determinar la calidad del semen (número de espermatozoides, movilidad y forma de los mismos, etc.), y las posibilidades de padecer infertilidad.

¿Cómo se trata?

Si el varicocele únicamente ocasiona molestias, estas se pueden tratar de forma puntual, con un analgésico o antiinflamatorio moderado, como puede ser el ibuprofeno. Cuando paralelamente existe disminución del tamaño testicular o aparece infertilidad, se aconseja realizar cirugía sobre el varicocele.

¿Cómo es la cirugía?

Habitualmente se realiza una incisión a nivel inguinal (técnica de Ivanissevich), como si fuera una hernia, bajo anestesia epidural (pinchazo en la espalda, como la anestesia que se aplica en el momento del parto) y, al llegar al cordón espermático, se identifican las venas varicosas y se seccionan. El ingreso suele ser de un día y la recuperación puede ser de una semana, aunque el control seminal se realizará a los cuatro meses para comprobar y evaluar los cambios obtenidos.

En el hipotético caso de que recidive, se pueden embolizar las venas que queden dilatadas; esta técnica se realiza mediante control radiológico, impidiendo que la sangre circule por ellas, por lo que, para entendernos, quedan «secas».

¿Cuándo está indicado operarlo?

a) Cuando es de aparición prepuberal (antes de la pubertad), para prevenir la posible aparición de infertilidad.

b) En pacientes no fértiles, con alteraciones en la calidad seminal.

c) Cuando el varicocele ocasiona molestias.

d) En adolescentes en los que además existe una disminución objetiva del tamaño del testículo.

Si la indicación es por infertilidad, la cirugía mejora los parámetros seminales en un 60 % de los casos, y se logra embarazo en el 40 %.

Recuerde que...

- El varicocele no tiene por qué causar dolor.
- Es más frecuente en el lado izquierdo.
- Puede producir infertilidad.
- No todos los varicoceles han de operarse.

ANDROLOGÍA EN EL ADOLESCENTE

Adrenarquia

Se inicia entre los 9 y 10 años de edad, y se define como el inicio en los cambios provocados por la secreción suprarrenal (glándula que se encuentra encima del riñón, a modo de «sombrero») de andrógenos (precursores de la testosterona).

Gonadarquia

Etapa en la que se inicia la secreción de FSH (hormona foliculoestimulante) y LH (hormona luteninizante) en la hipófisis (glándula alojada en la base del cráneo). Estas gonadotropinas, como así se denominan, tienen sus receptores en el testículo, en las células de Sertoli y Leydig, respectivamente.

En esta fase aparecerá un aumento del tamaño de los testículos y pene, así como de órganos genitales internos, tales como la próstata y las vesículas seminales (almacenes de esperma que se encuentran antes de la próstata).

Además de estos cambios, la testosterona es la responsable del crecimiento del vello del pubis y de las axilas, al igual que el cambio del tono de voz, por acción sobre la musculatura de la laringe.

Pubarquia

Se trata del momento en el que se inicia la aparición del vello púbico. Esta fase es desencadenada por la acción de los andrógenos suprarrenales y testiculares.

Penarquia

Coincide con el crecimiento del pene, estimulado por la acción de la testosterona. Inicialmente el crecimiento es en longitud, para pasar posteriormente a aumentar en grosor. Hay que dejar bien claro que su tamaño no influye en la calidad del orgasmo, aunque, para algunos, pueda repercutir en su imagen de autoestima.

Oigarquia

Es el momento de la primera eyaculación consciente. Sería una fase similar a la menarquia, o primera menstruación de la mujer. En esta primera eyaculación hay líquido seminal, pero no quiere decir, obligatoriamente, que haya presencia de espermatozoides. Su edad coincide con entre los 10 y 15 años.

Espermarquia

Primera eyaculación en la que hay presencia de espermatozoides. Se sitúa entre los 14 y 16 años. A partir de este momento el varón adolescente ya es fértil, por lo que cuando eyacule, en el contexto de una relación sexual vaginal con una joven, habrá el riesgo de embarazo.

INFERTILIDAD MASCULINA

¿Cómo la definimos?

La incapacidad de llevar a término una gestación tras un año sin método anticonceptivo, estando sanos ambos integrantes de la pareja, es lo que llamamos *infertilidad primaria;* mientras que la situación en la que solo se consiguen abortos tras un primer embarazo a término es lo que denominamos *infertilidad secundaria.* Otro concepto, al que denominamos *esterilidad,* se emplea cuando no se consigue una gestación.

El pico de máxima fertilidad, tanto en el hombre como en la mujer, se alcanza alrededor de los 24 años de edad.

Recuerdo histórico

Hasta 1679 se consideraba a la mujer como la poseedora del «germen completo» para formar un nuevo ser. Fue en esta fecha cuando Antoni van Leewenhoeck identificó en el semen de un carnero, y con un microscopio fabricado por él mismo, «unas serpientes con cabeza» que se movían. Por vez primera se contemplaban los espermatozoides.

Ya en 1697, Hartroeck consideró que el espermatozoide se dirige a la cavidad uterina (matriz), lugar donde se realiza la fecundación.

La primera descripción microscópica del espermatozoide maduro humano fue hecha por Johannes Ham (discípulo de

Van Leewenhoek) en 1677, y lo denominó *animacula* (animalillos del semen).

¿Es frecuente?

El 80 % de las parejas que buscan tener descendencia lo consigue durante el primer año, el 5 % lo logra con cierto retraso, y aproximadamente el 15 % resultan no fértiles. En ellas, podrá observarse que la causa masculina está presente en un 60 %.

En España, 700.000 parejas tienen infertilidad primaria (nunca han logrado llevar a término un embarazo de manera natural), lo que representa el 15 % de las parejas en edad de procrear.

¿Qué número de espermatozoides es considerado normal?

En una eyaculación, tras tres días de abstinencia sexual, pueden aparecer entre doscientos y trescientos millones de espermatozoides. El volumen seminal suele ser de tres a cinco mililitros, y por debajo de quince millones por mililitro se considera subfértil.

¿La producción de espermatozoides se mantiene estable con el tiempo?

No. Aunque la espermatogénesis comienza en la pubertad y alcanza prácticamente toda la vida del hombre, con el paso del tiempo los espermatozoides van a disminuir en cantidad y en calidad.

¿Cuáles son los componentes del semen?

Un 10 % del eyaculado lo forman los espermatozoides, mientras que el resto son, fundamentalmente, sustancias nutritivas fabricadas en las vesículas seminales (50 %), en la próstata (30 %), y en testículo, epidídimo y glándulas sexuales accesorias.

¿Qué causas la pueden ocasionar?

a) Causas ambientales.

—Contaminación. Rayos ultravioleta, pesticidas e insecticidas, metales pesados como el plomo y cadmio, etc. Recientemente, el Instituto Marqués de Barcelona ha publicado un artículo médico en el que cifra en un 57,8 % a los varones españoles con disminución de calidad espermática. La peor calidad la sitúa en Valencia, Cataluña y el País Vasco, siendo la mejor calidad en Galicia, Madrid y Andalucía. El artículo carga las tintas sobre la contaminación ambiental y, en concreto sobre los disruptores endocrinos, sustancias químicas que se comportarían como pseudoestrógenos (falsos estrógenos), pudiendo afectar incluso a la formación del testículo en el útero materno a partir del tercer mes de gestación.

—Alimentos. Dietas para adelgazar, bajas en calorías; el aceite de colza, colorantes, etc.

—Drogas (gonadotoxinas). Alcohol, marihuana, cocaína y heroína, que disminuyen la testosterona, ocasionando incluso una disminución de la libido y de la actividad sexual.

b) Causas sistémicas.

—Psicológicas. Por ejemplo, la ansiedad.

—Hormonales. Una disminución en las hormonas masculinas puede acarrear, entre otros problemas, el de la infertilidad. En este apartado también se debe incluir a los productos hormonales que en ocasiones se añaden a la alimentación del ganado de engorde, para su posterior consumo humano.

—Inmunológicas. Es decir, por la presencia de anticuerpos contra los espermatozoides. Esto es más frecuente tras haber realizado la vasectomía, pues los espermatozoides que se continúan produciendo en los testículos, tras llegar al conducto deferente, en la zona del stop, son reabsorbidos por el organismo, fabricando anticuerpos (defensas) contra ellos.

—Enfermedades varias. Por ejemplo, la diabetes mellitus, o enfermedades ocasionadas por virus (viriasis).

—Medicamentos. Hormonas, algunos antibióticos y, sobre todo, productos para el tratamiento de quimioterapia.

c) Causas gonadales.

—Criptorquidia. Cuando los testículos, en su evolución, no descienden hasta el escroto, pueden originar problemas estructurales, incluso de atrofia (disminución de tamaño). Y aunque el 50-60 % de los varones con historia de criptorquidia bilateral son estériles, la relación entre esterilidad y criptorquidia unilateral es cuestionada.

—Varicocele (véase el capítulo específico).

—Infecciones. Algunas de ellas, como la secundaria a las paperas (parotiditis), pueden dejar secuelas de atrofia testicular.

—Patología de la vía seminal. Por ejemplo, la obstrucción de los conductos, la presencia de quistes, etc.

—A pesar de que la mayoría de las orquitis, torsiones testiculares y traumatismos testiculares afectan a la espermatogénesis, su efecto suele ser transitorio.

¿Cómo se diagnostica?

En todo varón que consulte por infertilidad se realizará una cuidadosa historia clínica, junto con el examen físico, especialmente genital, donde habrá que analizar la situación de los testículos, su tamaño y la posible presencia de varicocele (véase el capítulo correspondiente). Además, será imprescindible solicitar un seminograma (también llamado espermiograma) para valorar la calidad seminal. En casos muy concretos, puede ser necesario realizar la biopsia de los testículos.

¿Cuáles son los valores normales de referencia en un seminograma?

El volumen normal del eyaculado se estima entre 1,5 cc y 6 cc. El número de espermatozoides en la totalidad del eyaculado deberá estar por encima de los 40 millones. Para considerar una vitalidad normal deberá haber al menos un 58 % de espermatozoides vivos. La motilidad de los espermatozoides será valorada como aceptable cuando al menos el 50 % de los espermatozoides se muevan. En cuanto a las formas de los espermatozoides, al menos el 30 % de ellos deberán ser normales.

Términos encontrados en un seminograma

Azoospermia. Ausencia total de espermatozoides en la muestra de eyaculado. Suele ser debida a alteraciones de los testículos, o incluso a la obstrucción de los conductos deferentes.

Oligozoospermia u oligospermia. Cuando existe una disminución en el número de espermatozoides (por debajo de 20 millones/ml).

Astenozoospermia. Disminución en la motilidad de los espermatozoides (menos del 50 % se mueve de forma normal).

Teratozoospermia. Alteración de la morfología (forma) de los espermatozoides (menos del 30 % poseen morfología normal).

El proceso de espermiogénesis (formación del espermatozoide) tiene una duración normal de unos 72 días, de manera
que el tratamiento (si es que se plantea) capaz de actuar sobre dicho proceso, incrementando la calidad seminal, debe
tener una duración de al menos tres meses.

Normas para una correcta recogida de la muestra

- Abstinencia sexual durante al menos cinco días.
- Recogida completa de la muestra, ya que la primera parte de la misma es la que tiene más concentración de espermatozoides.
- Entregarla al laboratorio antes de que pase una hora, pues con el paso del tiempo, sobre todo, disminuye la movilidad.

NOCIONES ELEMENTALES SOBRE
LA REPRODUCCIÓN ASISTIDA

Las técnicas de reproducción asistida (TRA) son procedimientos que pretenden la aproximación de ambos gametos (óvulo y espermatozoide) mediante recursos artificiales, con el fin de favorecer su fusión (fecundación). Esta puede ocurrir en el tracto genital femenino (inseminación) o en el propio laboratorio (fecundación in vitro).

Inseminación artificial

Consiste en el depósito de espermatozoides, previamente tratados (seleccionados y capacitados), en el interior del trayecto genital de la mujer. Por lo tanto, el encuentro de los gametos ocurrirá de forma natural, en la trompa uterina. Los espermatozoides pueden ser de un donante (banco de semen) o de la propia pareja.

Algunos historiadores mencionan que, ya en el siglo XV, se utilizó este sistema con el rey Enrique IV el Impotente.

Fecundación in vitro

Consiste en la fusión de los gametos en el laboratorio, fuera del seno materno. Se realiza, especialmente, cuando hay obstrucción de las trompas de Falopio.

Para llevar a cabo esta técnica se requiere una estimulación ovárica previa, con posterior punción de los folículos y obtención de los ovocitos que, posteriormente, serán puestos en contacto con los espermatozoides. El embrión así obtenido se implantará en el endometrio (pared interna del útero).

La actual legislación española permite un máximo de tres embriones transferidos al mismo tiempo.

Inyección intracitoplasmática de espermatozoides (ICSI)

Es un procedimiento de fecundación in vitro en el que se inyecta un único espermatozoide en el interior del citoplasma del ovocito. Este procedimiento es de sumo interés cuando el factor masculino de esterilidad es severo.

PRESERVATIVO

¿En qué consiste?

Aproximadamente el 15 % de las parejas utiliza preservativo, también conocido como condón. Este es una especie de funda delgada, generalmente de látex, que se coloca sobre el pene cuando se encuentra en estado completo de erección, y antes de comenzar el coito.

¿Con qué finalidad se utiliza?

Su utilización tiene un doble objetivo:

a) Evitar un posible embarazo. Su eficacia, cuando se usa correctamente, ronda el 96 %.

b) Protege de las enfermedades de transmisión sexual (ETS), al no haber contacto directo de la mucosa vaginal con la superficie del pene. Esta aplicación también es interesante en la mujer, pues también ella evita las ETS que el varón le puede transmitir.

¿Cómo se coloca?

a) Tras sacarlo del envoltorio, se desenrolla sobre el pene, cuando este ha alcanzado la erección completa, dejando libre el espacio de la punta, que es donde se acumula el semen tras la eyaculación, con lo que así se disminuye el riesgo de una hipotética rotura.

b) Tras el orgasmo, y sin esperar a que el miembro pierda turgencia, se retira de la vagina, teniendo la precaución de presionar el preservativo en la base del pene, con el fin de que no se salga del mismo y se derrame el semen. Posteriormente se desenrolla y se desecha.

Recuerde que...

- El uso del preservativo protege de las enfermedades de transmisión sexual, tanto en el hombre como en la mujer.
- Reduce, pero no elimina totalmente, el riesgo de contagio por el virus papiloma humano (HPV).
- Se colocará una vez que el pene se encuentre en erección completa, y siempre antes de iniciar el coito.
- Antes de retirar el pene de la vagina, presione el preservativo sobre la base del pene, para evitar que se salga y se derrame el semen.

INFECCIÓN POR EL PAPILOMAVIRUS HUMANO

¿Qué lo produce?

Lo produce un virus, cuyo mecanismo de transmisión es a través de las relaciones sexuales (contacto sexual directo), o a través de objetos sexuales, como pueden ser los vibradores.

Su período de incubación (desde el contagio hasta que aparecen las manifestaciones clínicas) es de unos cuatro meses.

¿Qué síntomas ocasiona?

La mayoría de las personas infectadas por el virus papiloma humano (HPV) se muestran asintomáticas. Los condilomas acuminados son la manifestación más visible de la infección. Son lesiones que recuerdan a las verrugas y, aparecen sobre todo a nivel del glande, surco balanoprepucial y prepucio; en las relaciones homosexuales pueden verse en el margen anal.

¿Cómo se tratan?

Mediante la aplicación de líquidos que quemarán las lesiones verrugosas, como puede ser el ácido tricloroacético al 80-90 %, o la resina de podofilino al 10-25 %. En lesiones grandes o muy numerosas se recurrirá a la electrocoagulación o a la aplicación de nitrógeno líquido (crioterapia).

Conceptos de suma importancia

- El tratamiento de las verrugas no erradica la infección.
- El uso correcto de preservativo reduce, pero no elimina el riesgo de contagio.
- Las compañeras se habrán de hacer citologías de forma rutinaria, ante el mayor riesgo de presencia de cáncer de cérvix (cuello uterino).

VASECTOMÍA

¿En qué consiste?

Es una intervención quirúrgica que se realiza con anestesia local, con una duración de media hora aproximadamente, y de manera ambulatoria, es decir, sin necesidad de ingreso hospitalario.

Durante la cirugía, se cortan y ligan (se anudan con una sutura de seda) los conductos deferentes, que son tubos de pequeño calibre que llevan el semen desde los testículos hasta la próstata. Con esta intervención se interrumpe el paso de espermatozoides, y por lo tanto, la capacidad de fecundar. En la técnica convencional (técnica de Schmidt) se realiza una incisión (un corte) a cada lado del escroto, y en su zona más alta. Al finalizar la cirugía se precisará de varios puntos de sutura que caerán solos en el plazo aproximado de dos semanas.

¿Qué es la vasectomía sin bisturí?

Se trata de una técnica quirúrgica especial en la que se utilizan dos pinzas diseñadas por un médico chino (Dr. Shunquiang Li) que evitan realizar incisión, no precisando posteriormente dar puntos. Además de estas ventajas, al no haber corte no hay prácticamente sangrado; incluso se precisa menos anestesia y el postoperatorio es mucho más «llevadero» (con una frecuencia de complicaciones diez veces menor). Esta técnica fue introducida en Occidente por el Dr. Marc Goldstein en 1985. En la actualidad es el procedimiento de elección por la American Urological Association.

¿Es efectiva?

En líneas generales, se habla de una efectividad del 99 %. Existe una remota posibilidad de repermeabilización espontánea de los deferentes.

¿Es reversible?

Aunque el procedimiento se realiza con la finalidad de que sea un método anticonceptivo definitivo, bien es cierto que puede ser reversible mediante otra técnica quirúrgica más compleja, con microcirugía, como es la vaso-vasostomía, o unión de los dos cabos de los deferentes. En el 80-90 % de los varones a quienes se revierte la vasectomía habrá espermatozoides en el semen, pero solo el 30-40 % logrará el embarazo deseado. La explicación a este hecho es que tras la vasectomía se producen anticuerpos contra los propios espermatozoides.

¿Después de la cirugía ya se es estéril?

Tajantemente hay que decir que no. Tras la vasectomía todavía quedan espermatozoides en las vesículas seminales, que son unos almacenes que se encuentran pegados a la próstata. Se aconseja esperar unos dos meses, al cabo de los cuales se realiza un seminograma (estudio del semen al microscopio óptico) para comprobar si hay espermatozoides; solo cuando este análisis nos indique que no se ven espermatozoides, la vasectomía será el sistema anticonceptivo válido.

¿Qué complicaciones pueden aparecer tras la vasectomía?

Puede aparecer una hinchazón o inflamación leve, que se puede tratar con antiinflamatorios y, cede en unos 10-15 días.

Hematoma en el 1-5 %.

Infección en un 1-3 %.

Granuloma espermático, es decir, una reacción inflamatoria debida a la unión de los dos cabos de ambos deferentes. Por poner un ejemplo, sería como el callo de fractura de un hueso. No tiene por qué ocasionar ningún problema añadido.

Dolor testicular crónico, en uno de cada mil pacientes.

¿Los testículos continúan produciendo espermatozoides?

Sí, lo que ocurre es que cuando estos llegan al conducto deferente, concretamente al nivel donde se encuentra el stop, los espermatozoides son reabsorbidos por el propio organismo.

¿Cuándo se pueden mantener relaciones sexuales?

Sobre los tres o cuatro días después de la intervención quirúrgica. Ahora bien, se hará con las precauciones habituales para evitar un embarazo, pues hasta que no pasen unos dos meses, momento en el que realizaremos un seminograma (análisis de semen) para averiguar si ya no quedan espermatozoides, no podremos considerar la vasectomía todavía como el sistema anticonceptivo. Lo que ocurre es que más allá del stop donde se ha practicado la cirugía hay dos glándulas, llamadas vesículas seminales, que son como dos almacenes donde se alojan los espermatozoides. Tras la cirugía, estos continuarán apareciendo en el eyaculado, hasta que no se vacíen completamente las vesículas seminales.

¿Se pierde fuerza en las erecciones?

No guarda ninguna relación el hecho de haber realizado la vasectomía con la capacidad de tener erecciones ni con la turgencia de las mismas, pues los testículos continúan fabricando las hormonas y de ahí pasan a la sangre, como antes de realizar la intervención. No olvidemos que durante la cirugía no se actúa para nada sobre los testículos, sino que se trabaja directamente sobre los conductos deferentes.

¿Ocasiona cáncer de próstata?

No hay ningún estudio serio que haya demostrado que el cáncer de próstata es más frecuente tras la vasectomía. Tampoco se ha visto relación con el tumor de testículo ni con las enfermedades cardiovasculares.

Recuerde que...

- La vasectomía es un método rápido, eficaz y poco agresivo.
- Es un procedimiento ambulatorio, es decir, se va a su domicilio una vez finalizada la intervención quirúrgica.
- Pasarán dos meses hasta realizar un análisis de semen y comprobar que no hay espermatozoides. Hasta entonces, hay que mantener las precauciones anticonceptivas habituales.
- No ocasiona impotencia ni pérdida del apetito sexual.
- Es más sencillo y menos agresivo que la ligadura de trompas.
- Puede llegar a ser reversible mediante una técnica que precisa microscopio óptico, conocida como vaso-vasostomía.

INCURVACIÓN PENEANA

También llamada enfermedad de Peyronie, en honor al médico francés François de la Peyronie, nacido en Montpellier y que trabajó en la corte del rey Luis XIV, en Versalles. Fue él quien la describió por vez primera en 1743.

¿En qué consiste?

Generalmente aparece una placa de fibrosis en el pene, que origina su incurvación o curvatura en el momento de la erección, llegando incluso a dificultar la penetración durante el acto sexual y a ocasionar un acortamiento del pene.

¿Es frecuente?

Se considera que la padecen 388 varones por cada 100.000 habitantes, siendo rara encontrarla antes de los 40 años de edad; se dice que la padecen el 1,5 % de los varones entre los 30 y 39 años y, el 6,5 % de los mayores de 70 años.

¿A qué es debida?

Se considera una enfermedad de origen no muy claro, aunque con varios factores implicados en su desencadenamiento, como por ejemplo:

1. *Traumatismos.* Se ha explicado que los múltiples microtraumatismos habidos durante los coitos provocarían una respuesta inflamatoria que originaría la placa de fibrosis.

2. *Predisposición genética.* Que explicaría su relación con otras entidades clínicas, como la enfermedad de Dupuytren (fibrosis en la palma de la mano, y más frecuentemente a nivel del quinto dedo).

3. *Autoinmune.* Por la similitud con los nódulos fibrosos de otras enfermedades como la esclerodermia o la artritis reumatoide.

4. *Endocrino.* Se ha visto que es más frecuente entre los diabéticos.

5. *Hipertensión arterial.* La propia entidad, e incluso los fármacos para su tratamiento, se han invocado como factores relacionados con la enfermedad de Peyronie.

¿Cómo evoluciona?

Se localiza con preferencia sobre el tercio medio y proximal del pene, especialmente en la cara dorsal (la que mira al abdomen en el momento de la erección). Durante su fase evolutiva (que puede durar entre uno y dos años) suele provocar dolor durante las erecciones, debido a la reacción inflamatoria que afecta a las fibras nerviosas. Cuando el dolor desaparece suele ser indicativo de que la fibrosis se ha estancado y la enfermedad ha cesado en su evolución. Es el momento de valorar el grado de incurvación del pene, las dificultades que ocasiona para la penetración en el momento del encuentro sexual y, por lo tanto, si merece la pena plantear un tratamiento de enderezamiento peneano.

Entre un 41 y 55 % de los casos puede asociarse a disfunción eréctil.

¿Cómo se realiza el diagnóstico?

Fundamentalmente, mediante la clínica que explica el paciente, que será corroborada al palpar la placa de fibrosis peneana. La ecografía nos permitirá ver con más definición dicha placa calcificada, al igual que la resonancia magnética nuclear, aunque esta última no suele ser necesaria.

El llamado test de Kelami consiste en que el propio paciente (o su pareja) obtenga fotografías del pene en erección, en la proyección lateral y de arriba abajo, para que el médico se haga una idea del grado de incurvación.

Se considera que la incurvación es leve cuando el ángulo es inferior a 30 º, moderada cuando el ángulo se encuentra entre los 31 y 60 º, y grave o severa cuando la incurvación es superior a los 60 º.

¿Tiene tratamiento?

Inicialmente puede ser interesante tratar el dolor que ocasiona con las erecciones. Dado que se desconoce el origen de esta enfermedad, no existe un tratamiento concreto, por lo que se aplica vitamina E, estrógenos, corticoides, orgoteína, colchicina, tamoxifeno, etc. Pueden incluso aplicarse inyecciones intraplaca, de sustancias de tipo antiinflamatorio, con la idea de evitar la extensión de la misma y, al mismo tiempo, de disminuir la sensación dolorosa en el momento de la erección.

En líneas generales se aconseja realizar cirugía de enderezamiento peneano solo cuando la incurvación ha alcanzado tal grado que dificulte la penetración en el coito. La cirugía se realiza bajo anestesia raquídea o epidural, pudiendo ir a su domicilio al día siguiente de la intervención. Llevará unos puntos en la base del glande, como cuando se hace la cirugía de la fimosis; son puntos reabsorbibles, es decir, de los que caen solos en el plazo aproximado de tres semanas.

Habrá que tener en cuenta que dicha cirugía puede producir, por sí misma, un pequeño acortamiento del pene.

Recuerde que...

- Se desconocen las causas que originan la placa de fibrosis a nivel del pene.
- Solo se indica cirugía cuando la incurvación del pene dificulta la penetración durante el coito.
- La propia enfermedad y la cirugía en sí misma pueden acortar la longitud del pene en unos pocos centímetros.

EYACULACIÓN PRECOZ

¿En qué consiste el orgasmo o eyaculación?

El orgasmo es la tercera fase de la respuesta sexual (tras la de excitación y meseta), en la que se inician una serie de contracciones rítmicas e involuntarias de la próstata, vesículas seminales, recto y pene, que culminan con la salida del semen.

¿Puede el hombre tener varios orgasmos seguidos?

En la fase de resolución (última de las fases de la respuesta sexual) el hombre tiene un período refractario o de recuperación. Este período es muy variable dependiendo de la persona y la edad, siendo más fácil volver a tener una erección cuanto más joven es la persona y cuanta más excitación se produce. Este período de recuperación no ocurre en la mujer, que sí puede tener varios orgasmos seguidos.

¿Qué entendemos por eyaculación precoz?

La consideramos como una falta de control sobre el reflejo de la eyaculación; esta se produce antes de lo deseado para mantener una relación satisfactoria, lo que en una relación de pareja puede hacer que la otra parte quede totalmente insatisfecha.

Hablamos de eyaculación precoz primaria cuando este problema se produce desde las primeras relaciones sexuales, y adquirida cuando aparece posteriormente.

¿Es frecuente este problema?

Un estudio presentado en 2003 en el Congreso Americano de Urología, realizado sobre una muestra de 1.320 hombres mayores de 40 años, mostró una presencia de eyaculación precoz del 18 %.

¿A qué edad suele aparecer?

Suele aparecer a cualquier edad, aunque es relativamente más frecuente en varones jóvenes. Este problema está relacionado con la novedad de la experiencia sexual (pareja nueva o situación distinta) más que con la edad en sí.

¿Guarda relación con la disfunción eréctil?

En principio son dos cosas distintas, aunque en algunos casos la eyaculación precoz puede ser un síntoma inicial de disfunción eréctil, o incluso puede ocurrir que si el problema persiste en el tiempo derive en una frustración que a su vez desencadene disfunción eréctil.

¿Cuáles son sus causas?

Con gran diferencia, las causas tienen un origen psicógeno, incluyendo la ansiedad, estrés, problemas laborales, miedo a fallar en el encuentro sexual, pareja nueva que conlleva una hiperexcitación, etc.

También hay causas orgánicas como las prostatitis crónicas, la ingesta de algunos medicamentos y ciertas enfermedades neurológicas.

¿Qué problemas puede causar?

—Pérdida de autoestima.

—Ansiedad en el varón y en su pareja.

—Tanto el varón como su pareja, no lograr disfrutar del acto sexual.

¿Cómo se trata?

El papel del psicólogo jugará una baza importante. Además, hoy en día contamos con medicaciones que pueden aportar una buena ayuda en su resolución. Se pueden utilizar tratamientos con cremas que contengan anestésico, como la lidocaína, para aplicar antes de las relaciones, o la colocación de varios preservativos con el fin de disminuir la sensibilidad peneana, o incluso tratamientos farmacológicos, a base de antidepresivos, como son la Fluoxetina (Prozac), Paroxetina (Seroxat) o Sertralina, que se toman unas pocas horas antes de la relación coital. Últimamente ha salido al mercado el medicamento Priligy, que se ha de tomar de una a tres horas antes de la relación.

Los tratamientos de psicoterapia a base de técnicas de parada y arranque, o de compresión del glande en el momento de máxima excitación, pueden dar buenos resultados iniciales.

En casos muy extremos puede utilizarse una técnica quirúrgica, denominada neurotomía selectiva, que consiste en la sección de varias fibras de los nervios dorsales del pene.

Pero lo que es muy importante es una buena comunicación con la pareja, pues su colaboración será primordial y, en muchos casos, definitiva.

Recuerde que...

- Las causas de la eyaculación precoz son múltiples, pero la gran mayoría son de origen psicógeno.
- No guarda relación con la disfunción eréctil, aunque en ocasiones pueden ir de la mano.
- Existen tratamientos que pueden ayudar a su control, siendo primordial la colaboración de la pareja.

IMPOTENCIA

¿En qué consiste?

También llamada disfunción eréctil, es la incapacidad para mantener una erección que permita una relación sexual satisfactoria, y que al menos dicho trastorno persista durante tres meses. Para considerar a un varón como impotente sexual tendrá que tener, al menos, un 25 % de fallos en el total de sus encuentros sexuales.

¿Es frecuente?

Más de 150 millones de varones afectados en todo el mundo, más de 30 millones en Europa, y más de 2 millones en España, son las últimas estimaciones sobre este problema. Un estudio realizado en España en 2001 dio a conocer que el 19 % de los varones entre 25 y 70 años presentan algún grado de disfunción eréctil (16 %, mínima; 2 %, moderada; y 1 %, severa). A partir de los 70 años, este porcentaje aumenta.

Hay estudios que constatan que el 95 % de los varones de 46 a 50 años tiene una relación sexual a la semana, disminuyendo al 28 % para los individuos de 66 a 71 años. Incluso se ha visto que el 63 % de los varones y el 30 % de las mujeres de 80 a 102 años son sexualmente activos.

Como dato curioso, un hombre de 70 años de edad ha tenido a lo largo de su vida 50.000 horas de erección, de las cuales solo entre 2.000 y 3.000 las ha utilizado para su vida sexual.

Las barreras a la actividad sexual las colocan la disponibilidad de la pareja, los problemas de salud, la disfunción eréctil en el varón y el dolor en las relaciones (dispareunia) que presentan las mujeres, especialmente después de la menopausia, por alteraciones hormonales que ocasionan atrofia de los tejidos genitales, acompañada de disminución de la lubricación.

Recuerdo histórico

La primera descripción de impotencia aparece en un papiro egipcio del año 2000 a. de C. En cuanto a los remedios, en el Génesis se nos menciona a la mandrágora como planta afrodisíaca. En Grecia y Roma se consumían las ostras para tal fin. Ya los emperadores chinos utilizaban una pócima a base de párpados de oveja marinados en té caliente para satisfacer a sus numerosas esposas. También era muy apreciada por ellos, la carne de tortuga.

El médico medieval Avicena proponía una mezcla de miel con jengibre, mientras que Avenzoar, que nació en Sevilla entre los años 1090 y 1095, tenía una receta en la que el sebo del erizo, si se aplicaba sobre el pene durante el coito, producía placer y excitación. Otro remedio suyo era beber el agua en la que se había apagado un hierro candente, pues aumentaba la erección. Y también durante la Edad Media, en Inglaterra, se utilizaron los excrementos de serpiente, aunque Madame de Montespan utilizó los excrementos de sapo para aumentar el vigor sexual de Luis XIV. Se sabe incluso que para aumentar la libido del nazi Adolf Hitler le inyectaron extractos de genitales humanos.

A la trufa se le llama «el testículo de la tierra», al tomate, «la manzana del amor», y la ajedrea llegó a estar prohibida en algunos monasterios, por considerar que causaba la excitación de sus frailes. Cantidad de hierbas y especias tienen atribuida esa propiedad «milagrosa» de aumentar la libido y mejorar la respuesta sexual.

¿Qué es la erección?

La erección es ante todo un fenómeno vascular en el que pasan unos 150 cc de sangre a los cuerpos cavernosos (la esponja del pene). Corresponde curiosamente a la fase de reposo del pene, ya que en la etapa de flaccidez existe una contracción activa de dicha esponja.

La esponja peneana funciona bajo el estrecho control del sistema nervioso central, decidiendo el significado sexual de los estímulos que recibe; así, cuando un hombre se excita sexualmente, los impulsos nerviosos envían la orden de relajar las células musculares de los cuerpos cavernosos; de esta manera, fluye sangre arterial a los cilindros de dichos cuerpos cavernosos, aumentando unas siete veces la cantidad normal de sangre. Al mismo tiempo, se cerrarán las válvulas que impiden que se fugue la sangre del pene, manteniendo así la turgencia del miembro, y por lo tanto, la erección.

La irrigación del pene depende, fundamentalmente, de la arteria pudenda interna, rama de la ilíaca interna, que a su vez, junto a la arteria ilíaca externa, son ramas de la aorta.

¿Por qué hay erecciones nocturnas?

El músculo eréctil permanece contraído un total de 20 horas al día, de tal manera que el pene se encontrará en fase de flaccidez. Las fases de sueño paradójico (un total de 2-3 horas) consiguen que el oxígeno llegue a los tejidos peneanos, preservando así la función eréctil. Es de entender pues el papel nocivo que para la erección tienen los trastornos crónicos del sueño.

¿A qué es debida la impotencia?

Múltiples pueden ser las causas, por lo que podemos clasificarlas en:

1. Causas de origen orgánico.

a) Enfermedades del corazón y de las arterias, que van a hacer que la sangre llegue con más dificultad al pene. Así, sabemos que la *hipertensión arterial,* e incluso algunos de los medicamentos que sirven para tratarla, pueden originar un problema de disfunción eréctil. Aquí también podemos incluir al *tabaco,* como agente perjudicial para las arterias, pues en el momento en que se está fumando, se produce ya una contracción de las mismas. Con el tiempo, será un factor decisivo para la formación de la *arteriosclerosis* (placas de ateroma en las paredes internas de las arterias, que van a disminuir su luz, y por lo tanto el flujo de sangre). Se estima que tienen un 50 % más de riesgo de padecer disfunción sexual que los no fumadores.

b) Traumatismos, cirugía y radioterapia sobre el suelo pélvico, ya que pueden afectar a los nervios que intervienen en el proceso de la erección. Varones con cáncer de próstata tratados con radioterapia tendrán disfunción eréctil entre un 50 % y 80 % (30 % al 50 % en la *braquiterapia o radioterapia interna*). Hoy en día, los tumores prostáticos tratados mediante cirugía laparoscópica y robótica pueden permitir conservar la erección, al realizarse una preservación selectiva de los nervios que intervienen en dicho proceso. En la cirugía abierta clásica, los nervios erectores son muy difíciles de respetar, debido a su pequeño tamaño, por lo que la disfunción eréctil aparece prácticamente en la totalidad de los casos.

En la cirugía de la *hiperplasia benigna de próstata*, cuando se realiza vía abierta, la frecuencia de disfunción eréctil puede alcanzar el 16 %, frente a un 10 % de la resección transuretral (a través de la uretra). Cuando la cirugía es la *fotovaporización prostática con técnica de láser verde*, la presencia de disfunción eréctil se minimiza, hasta el punto de no haber diferencias estadísticamente significativas entre antes y después de la cirugía.

También es frecuente en la cirugía abdominal de aorta (aneurismas), y en la cirugía colorrectal.

c) Enfermedades endocrinas, como puede ser la diabetes. Se considera que entre un 40 % y un 90 % de los diabéticos mal controlados presentan disfunción eréctil (multiplica por tres el riesgo de padecerla). En ocasiones, esta es el primer síntoma de la diabetes mellitus.

La disfunción eréctil debe ser considerada como *síntoma centinela de la enfermedad cardiovascular*, pues asociada a la diabetes multiplica por 14 el riesgo de sufrir enfermedad coronaria.

Excesos de colesterol en sangre (*hipercolesterolemia*) y de triglicéridos (*hipertrigliceridemia*) pueden favorecer también la presentación de arteriosclerosis, que como ya hemos visto, disminuye el flujo de sangre arterial al pene.

En este apartado tendremos que incluir a las alteraciones hormonales, entre ellas, la disminución de *testosterona*, que es la hormona masculina por excelencia, y cuyo déficit origina una entidad clínica conocida como andropenia, andropausia o menopausia masculina, o hipogonadismo de inicio tardío, como actualmente se la denomina.

Teniendo en cuenta que la erección es un mecanismo vascular, los niveles bajos de testosterona podrían favorecer la aparición de disfunción eréctil de origen vascular. Por otra parte, se ha observado una importante asociación entre las erecciones nocturnas y la testosterona, mientras que la relación entre los niveles de testosterona y la capacidad para obtener una erección suficiente para la penetración es más débil.

Se ha descrito la existencia de disfunción eréctil hasta en un 80 % de los varones con alteración de la función del tiroides, tanto por exceso (hipertiroidismo, y que también se relaciona con la eyaculación precoz), como por defecto (hipotiroidismo).

d) Enfermedades neurológicas, entre las que se encuentran el párkinson (hasta en un 50 %), la esclerosis múltiple (llega incluso al 70 %), la demencia senil, el alzhéimer, la depresión, las hernias discales de localización lumbosacra, etc.

e) Otros trastornos. Uno de ellos puede ser la aparición de placas de fibrosis en el pene, que van ocasionar incurvación del miembro en el momento de la erección, e incluso impotencia. Esta enfermedad es conocida como de Peyronie, en honor del médico francés que la describió, y de momento desconocemos a qué es debida, pero se sabe que afecta al 4 % de los hombres alemanes de más de 50 años, y al 7 % de los varones italianos que acuden al médico de cabecera por cualquier causa.

El *síndrome de apnea-sueño* se asocia en un 48 % con impotencia. La desaparición de las erecciones nocturnas evita la oxigenación del tejido eréctil, y se considera un factor de mal pronóstico.

El *ciclismo*, practicado de forma intensiva, favorece la disfunción eréctil, motivada por la compresión crónica de nervios, venas y arterias de la zona perineal y genital.

2. *Causas de origen psicológico.* De la ansiedad y el estrés, especialmente en este mundo tan competitivo, no podemos decir que sean factores que faciliten las relaciones sexuales, sino todo lo contrario; son, sin lugar a dudas, factores que van a bloquear el mecanismo de la erección. Posteriormente, el miedo a «fallar» va a reiterar este bloqueo, y aumentará o perpetuará la ansiedad; será

«la pescadilla que se muerde la cola». Y sin embargo, una sexualidad vivida en armonía entra dentro del concepto de calidad de vida.

3. *Causas de origen tóxico*, como puede ser el tabaco. Según un estudio británico, alrededor de 120.000 ingleses entre 30 y 50 años sufren problemas de erección relacionados con el consumo de tabaco. El tabaco multiplica por dos la posibilidad de presentar disfunción eréctil, moderada o completa. Un meta-análisis realizado en 2001 demostró una prevalencia (número total de casos) de fumadores de un 40 % entre los casos de disfunción eréctil, respecto al 28 % de la población general. Por lo tanto, los hombres que quieran disfrutar de su vida sexual deberían evitar encender un cigarrillo, sabiendo que el tabaco es el origen de numerosos casos de impotencia.

El alcoholismo crónico también puede ocasionar impotencia, al alterar la función del hígado, con lo que se aumentan los niveles en sangre de estrógenos (hormonas sexuales femeninas) y se disminuye la testosterona (hormona sexual masculina). También puede producir alteraciones en los nervios periféricos, como los que van al pene, y afectar incluso a los testículos.

La encuesta SOFRES/Upjohn, realizada en 1994, esclareció que los tres primeros factores que influyen en la aparición de la disfunción eréctil son un problema afectivo con la pareja (23 %), problemas de salud (21 %) y problemas laborales (16 %).

Inicialmente, el médico hará un interrogatorio clínico, en vistas a detectar factores causantes. Posteriormente procederá a realizar la exploración física, con el fin de descartar anomalías, como por ejemplo las placas de fibrosis en el pene, la disminución del tamaño tanto del miembro como de los testículos, que pueden orientar hacia una alteración hormonal, etc.

Una analítica de sangre estudiará los niveles de colesterol, de triglicéridos, de glucosa (azúcar) y de transaminasas (las enzimas o sustancias que nos orientan sobre la función del hígado). En varones mayores de 50 años convendría también estudiar el PSA (sustancia específica de la próstata). Y si se acompaña de disminución de la libido (apetito sexual), tendremos que evaluar los niveles en sangre de algunas hormonas, como la testosterona y la prolactina (hormona que en las mujeres, en el período de lactancia, favorece la secreción de leche, y que también se encuentra presente en los hombres).

Se puede solicitar una ECO-Doppler del pene, incluso ayudada por la inyección de una sustancia que origina una erección artificial, como es la prostaglandina E1. Con esta ecografía conoceremos la calidad del flujo de sangre arterial, así como si esta es capaz de retenerse en el pene o existe una fuga que originará una rápida detumescencia del miembro.

¿La disfunción eréctil puede ser indicadora de la presencia de enfermedades graves?

Sí, de hecho guarda relación con la enfermedad vascular, ligada a diabetes, hipertensión arterial, hiperlipemia (o aumento de las grasas, especialmente colesterol y triglicéridos), arteriosclerosis y enfermedad cardíaca.

Podríamos concluir que un varón con disfunción eréctil tendría que someterse a un chequeo cardiológico para descartar este tipo de enfermedades, siendo la impotencia la señal de aviso.

¿Tiene tratamiento?

Una vez que hayamos analizado individualmente cada caso, dispondremos de varias posibilidades terapéuticas:

1. *Tratamiento higiénico.* Se aconsejará evitar el consumo de tabaco, alcohol y otras drogas. Realizar ejercicio físico moderado, pero de manera constante, es una buena costumbre que va a ayudar a mejorar el riego sanguíneo, y al mismo tiempo a controlar las cifras de tensión arterial, de colesterol, de azúcar en sangre (glucemia), y a disminuir la ansiedad.

Evite el coito tras el consumo excesivo de alcohol o tras una comida abundante.

2. *Tratamiento médico.* Tanto hormonas (generalmente testosterona) como sustancias que favorecen el aporte sanguíneo a los tejidos peneanos, y por lo tanto, ayudan a

oxigenarlos y revitalizarlos. Estos fármacos son los llamados inhibidores de la *fosfodiesterasa 5*, tales como:

—Viagra (sildenafilo), que apareció en 1998, y que se presenta al mercado en dosis de 25, 50 y 100 mgr. Es un fármaco bien tolerado y del que se ha hablado demasiado y excesivamente mal, achacándole una serie de muertes. Finalmente se ha demostrado que no ocasiona tantos trastornos cardiovasculares como inicialmente se le adjudicaron. Sus efectos secundarios más frecuentes son el dolor de cabeza (cefalea), en un 16 %, el rubor (enrojecimiento de la cara) en un 10 %, congestión de la nariz en un 4 % y alteraciones visuales leves y transitorias en un 3 %. En la actualidad ya existe el producto genérico con varios nombres comerciales, y todos de dispensación en las farmacias.

—Levitra (vardenafilo) se presenta en dosis de 5, 10 y 20 mgr, siendo sus efectos secundarios más frecuentes las cefaleas, en un 14 %; el rubor, en un 12 %; y la congestión nasal, en un 7 %. Actualmente ha salido al mercado la presentación bucodispersable de 10 mgr, que se deshace en la boca, como si fuera un caramelo, y se toma unos quince minutos antes de la relación sexual.

—Cialis (tadalafilo), que vio, al igual que Levitra, la luz en el año 2003. Su peculiaridad consiste en que su eficacia se mantiene durante al menos 36 horas, por lo que si durante este tiempo se desea mantener más de una relación, no hace falta tomar una nueva pastilla, como ocurre con Viagra y Levitra. Sus efectos adversos más frecuentes son la cefalea, en un 14 %, y dolor de espalda en un 6 %. Se presenta también en dosis de 5, 10 y 20 mgr.

—Spedra (avanafilo), que ha salido al mercado en 2014, en dosis de 50, 100 y 200 mgr. Ha de tomarse unos treinta minutos antes del encuentro sexual.

Todos estos fármacos requieren de un estímulo sexual para que funcionen, ya que por sí solos no provocan una erección. Sí que estarán contraindicados en aquellas personas con enfermedades del corazón que precisen medicarse con fármacos a base de nitratos (como pueden ser los parches de nitroglicerina). Tampoco se recomendarán en quienes han tenido un infarto de miocardio seis meses antes. Asimismo, no podrán tomar Viagra quienes padezcan de una enfermedad de los ojos, conocida como retinitis pigmentaria.

También se utilizan las inyecciones de prostaglandina E1 (Alprostadil), conocidas como Caverject, y que se comercializaron en 1996. Su pretensión es la de conseguir una erección de calidad aceptable y suficiente para mantener relaciones sexuales. No necesitan estímulo sexual previo y aparece la rigidez a los cinco minutos de la inyección. Las complicaciones más frecuentes son el dolor en el punto de inyección (10 %) y la aparición de fibrosis por hematomas repetidos (4 %). En el prospecto del producto se encuentra un dibujo con el lugar seguro, a nivel del cuerpo peneano, para introducir la aguja, que es de un calibre muy fino.

En los casos en los que la disfunción eréctil sea ocasionada por un déficit de testosterona, esta podrá ser administrada al paciente (véase el capítulo «Andropausia») hasta lograr los niveles adecuados en sangre.

3. *Tratamiento quirúrgico*. En este apartado tenemos que mencionar las *prótesis peneanas*. El primer intento de colocar una prótesis de pene lo llevó a cabo Bogoras en 1936, colocando un cartílago costal en el cuerpo peneano. Ya en 1952 se colocó una prótesis sintética acrílica, y en 1973 Scout puso la primera prótesis hidráulica.

En la actualidad hay varios modelos, siendo los que se citan a continuación, los dos grupos principales.

a) Prótesis maleables: formadas por dos cilindros semirrígidos o maleables de silicona que se colocan dentro de los cuerpos cavernosos (espacios laterales a la uretra por donde circula la sangre, la cual queda retenida para originar la rigidez del pene durante la erección). Colocados así, permiten modificar su posición a voluntad del paciente, por lo que no tienen que encontrarse siempre en estado de erección.

b) Prótesis hidráulicas o inflables: están formadas por varios componentes. Por una parte, disponen de dos cilindros que se pueden llenar de un líquido y, en repleción, simularán una erección; además presenta un reservorio del líquido, y por último, un mecanismo (bomba), colocado en el escroto, que será el que accione el reservorio para enviar el líquido a los dos cilindros. En el momento en el que se desee la detumescencia, actuando nuevamente sobre la bomba, se devolverá el líquido de los cilindros al reservorio, quedando el pene en flacidez completa.

Las relaciones sexuales, se podrán reanudar al mes de la cirugía. El implante de una prótesis de pene implica la destrucción irreversible de la arquitectura interna de los cuerpos cavernosos, de tal manera que esta será la última opción terapéutica.

El riesgo más temido en el postoperatorio de la colocación de una prótesis peneana es la presentación de una infección (más frecuente entre los diabéticos), aunque ronda entre el 1 y 3 %, ya que obligará a la extirpación de la misma. Para prevenir estos problemas infecciosos, últimamente se han diseñado prótesis con una cubierta antibiótica.

También existe una *cirugía de revascularización peneana* en indicaciones muy concretas. Los mejores candidatos suelen ser pacientes jóvenes, en general menores de 50 años, con impotencia de causa arterial secundaria a un traumatismo sobre la zona perineal.

4. *Dispositivo mecánico de vacío (vacuum)*. Consiste en un aparato que mediante efecto de succión (bomba de vacío) hará que la sangre penetre en los cuerpos cavernosos del pene, creando una erección. En ese momento se coloca una anilla en la base del pene, para mantener la erección hasta que finalice el encuentro sexual, aconsejando no exceder de los 30 minutos con la anilla puesta. Algunos anillos tienen una muesca que se coloca sobre la uretra, para evitar la posible dificultad o retraso de eyaculación, debido a la comprensión del propio anillo.

El sistema fue desarrollado en Estados Unidos en 1980 por Delavierre, siendo Nadig, en 1993, el pionero en la utilización para el tratamiento de pacientes con disfunción eréctil.

En la actualidad existen dispositivos que se accionan manualmente o de forma mecánica (funcionan con pilas).

La recuperación de una vida sexual satisfactoria provoca un descenso del sufrimiento psicológico y de la insatisfacción de la pareja.

¿Por qué los hombres lo consultan tan poco?

El número de pacientes que consulta es relativamente reducido, ya que se sitúa en solo uno de cada cuatro (25 %) varones. Parece ser que todo pivota en relación a una falta de comunicación.

Es cierto también que el insuficiente tiempo del que disponen los médicos para realizar una consulta adecuada impide o dificulta realizar preguntas sobre esta materia. Así, una encuesta determinó que solo lo preguntaba el 6 % de los médicos españoles, frente al 9 % de los médicos franceses, el 11 % de los alemanes, el 12 % de los canadienses y el 14 % de los estadounidenses.

Por otro lado, los hombres están menos habituados que las mujeres a consultar sus problemas, algo motivado por un sentimiento de vergüenza (tema tabú). Así, el 42 % de los varones franceses confiesa que los problemas de erección serían el problema de salud que menos abordaría con un médico, frente a la paradoja de que el 78 % estima que hablarlo con su doctor le ayudaría a resolverlo.

Recuerde que...

- La disfunción eréctil o impotencia es un problema frecuente.
- No se sienta culpable: la impotencia no refleja una disminución de la virilidad.
- Puede dar alteraciones en la pareja.
- Tiene solución.
- Dieta sana, ejercicio moderado, disminución del estrés, abandono del tabaco y moderación del alcohol son objetivos primordiales a tener en cuenta.
- Hable abiertamente con su pareja, y con su médico: es la forma de comenzar a ponerle solución.

INFECCIÓN DEL RIÑÓN (PIELONEFRITIS)

Véase el capítulo equivalente en la sección «Urología femenina».

PIEDRAS (LITIASIS) EN LOS RIÑONES

Recuerdo histórico

A los egipcios se les atribuye el conocer la litiasis desde hace 7.000 años. Así, el arqueólogo Grafon Elliot Smith descubrió un cálculo de vejiga de 6,5 cm en la tumba de un sacerdote de Amón.

Hipócrates reconoció la existencia de la cirugía urológica como especialidad, al establecer en su famoso juramento médico: «No practicaré la operación del cálculo, sino que dejaré estos procedimientos para los especialistas en el arte».

En la Roma antigua, el emperador Augusto padecía de litiasis de vejiga, que periódicamente le ocasionaba tales molestias que agriaba por completo su carácter.

En 1474 operaron en París a un arquero que estaba condenado a muerte por robar en una iglesia. Se ofreció voluntario para la intervención quirúrgica, ya que con eso se le indultaba la pena. La cirugía fue exitosa, y así ganó la libertad y se liberó para siempre de la piedra que tenía alojada en el riñón, así como de la pena de muerte.

En el siglo XVII, en Francia, operaron a un alguacil de Mendon (población próxima a París) que había sido condenado a muerte por un delito; dado que presentaba, supuestamente, piedras en el riñón, el reo se prestó para que le efectuaran la cirugía, de la que sobrevivió largos años, motivo por lo cual le fue perdonada la condena.

También en el siglo XVII se realizó la autopsia del papa Inocencio XI, el cual presentó una litiasis coraliforme (piedras de gran tamaño, que modelan la vía urinaria interna del riñón).

En la historia ha habido grandes figuras formadoras de piedras o cálculos, entre ellas Martín Lutero (teólogo reformista cristiano del siglo XVI).

¿Es frecuente esta enfermedad?

El «mal de piedra», como la conocía el prestigioso urólogo Dr. Antonio Puigvert (publicó un librito con este título), es más frecuente en las sociedades industrializadas, llegando a afectar al 5 % de la población. Se calcula que en España existen alrededor de 1.600.000 personas con litiasis, habiendo unos 105.000 casos nuevos cada año, de las cuales el 75 % expulsará la piedra espontáneamente.

Sabemos también que transcurridos cinco años, en un 30 % tiende a recidivar. Y esta recurrencia es mayor si existen antecedentes familiares.

¿Por qué se forman los cálculos?

Una de las principales funciones de los riñones es la depuración de la sangre, eliminando las impurezas a través de la orina. Pongamos el ejemplo del río: si lleva mucha agua, tendrá su cauce limpio, mientras que de lo contrario, si el río lleva poco caudal, el cauce estará sucio. En los riñones ocurre algo parecido; si bebemos poca cantidad de líquidos y fabricamos poca orina, esta será muy concentrada y se irán formando depósitos o sedimentos que, poco a poco, harán un núcleo o matriz sobre el cual nuevos sedimentos irán cristalizando en forma de capas de cebolla, creando la litiasis.

Se ha demostrado también que los cálculos son más frecuentes en las personas que tienen una vida sedentaria. Así, en un estudio realizado en Dinamarca, entre médicos y descargadores portuarios, se apreció que la presencia de piedras en el riñón era ocho veces más frecuente entre la clase médica.

Factores que predisponen la formación de piedras

- La deshidratación, ya que la orina estará concentrada.
- Anomalías renales anatómicas.
- Alteraciones metabólicas.
- Antecedentes familiares, pues existe una predisposición genética.
- Vida sedentaria.
- Ingesta escasa de líquidos.

¿Son todas las litiasis iguales?

No, y depende de la composición química que tengan. Lo más frecuente es que sean de oxalato cálcico (80%); las de ácido úrico y cistina tienen, como curiosidad, que son transparentes a los rayos X, por lo que no se ven en las radiografías (son radiotransparentes).

Las de fosfato amónico magnésico, también conocidas como estruvita, son producidas por gérmenes que originan infecciones urinarias (los proteus son los más frecuentes).

El ácido úrico es el producto final del metabolismo de las proteínas, por lo tanto, un excesivo consumo de alimentos con una gran carga proteica induce a la formación de estos cálculos.

¿Afectan por igual a los dos sexos?

Generalmente, sí, si bien es cierto que los de ácido úrico son más frecuentes en los varones, y los de origen infeccioso (fosfato amónico magnésico) predominan en las mujeres.

¿Se heredan los cálculos de riñón?

El origen genético de los cálculos urinarios solo está claramente definido en los de cistina. En el resto de casos influyen más los aspectos del entorno, como la dieta, la profesión, el hábitat, etc.) Probablemente en un futuro puedan demostrarse nuevas alteraciones genéticas.

¿Qué es un cálculo coraliforme?

Son aquellas piedras del riñón que adquieren tal tamaño que forman el molde de la vía urinaria renal. El riesgo es que puede ser asiento de gérmenes, y por lo tanto de constantes infecciones, además de alterar la función del riñón. Se recomienda, por lo tanto, su extirpación mediante cirugía, que puede ser combinada con tratamiento de litotricia extracorpórea (mediante bombardeo de ondas que fragmentan la litiasis).

CÓLICO DE RIÑÓN

¿A qué se debe?

También llamado cólico nefrítico —en el siglo XV era conocido como dolor de hijada—, es ocasionado por la obstrucción o dificultad al vaciamiento de orina desde el riñón, con el consiguiente estancamiento de la misma y dilatación de la vía urinaria (uréter y riñón, lo que en términos médicos se conoce como ureterohidronefrosis), que es la verdadera causa del dolor. Lo más frecuente, con diferencia, es que lo origine una piedra que ha salido del riñón, pero también lo puede ocasional un coágulo, o incluso un tumor a nivel de la luz del uréter.

Es más frecuente en los meses de verano, en los que sudamos más, y por lo tanto nos deshidratamos, siendo la orina más concentrada, lo que facilita que se forme el núcleo de una piedra o litiasis. La conclusión es que debemos hidratarnos bien; por término medio, tendríamos que beber al menos dos litros todos los días, aumentando su cantidad si perdemos más líquidos, bien con el sudor o con las diarreas y vómitos (gastroenteritis).

¿Puede repetirse?

El 35 % de las personas que han padecido un cólico nefrítico volverán a tener otro en el plazo de cinco años, y lo padecerá el 50 % en el transcurso de diez años.

Se da con menos frecuencia en las mujeres (tres veces más frecuente en los varones) porque los estrógenos (hormonas femeninas) facilitan que se eliminen citratos, que son sustancias que inhiben la cristalización en la orina.

¿Cuáles son sus causas?

La mayor parte de los pacientes tienen algún trastorno en el metabolismo, bien en la absorción o excreción del calcio, ácido úrico, oxalatos, o en los inhibidores de la cristalización, como el ácido cítrico y el magnesio.

Sabemos que también hay una predisposición genética, y que es relativamente frecuente que algún miembro familiar cercano tenga antecedente de litiasis renal. Este componente genético es el que puede favorecer esas alteraciones metabólicas, e incluso la presencia de anomalías anatómicas microscópicas que predispongan a la sedimentación y posterior formación de arenillas y de piedras.

¿Cómo se manifiesta?

El dolor del cólico nefrítico es un dolor intenso, de tipo cólico (que va y viene), inicialmente de localización lumbar (en la espalda), y que tiende a irradiarse hacia los genitales. Las mujeres dicen que prefieren tener un parto antes que un cólico de riñón (lo cual da idea de la intensidad del mismo). Puede acompañarse de náuseas y vómitos, e incluso de orinas obscuras (colúricas). En líneas generales, se distingue por ser un dolor que produce una intensa agitación.

¿Cómo lo diagnosticamos?

Como en todo proceso clínico, la exploración física es fundamental. Aquí, en ocasiones, si el cólico es del lado derecho, nos puede hacer confundir con una apendicitis aguda.

En el *sedimento de orina* habrá presencia de hematíes (glóbulos rojos) debido a que la litiasis, en su descenso por la vía urinaria, roza con sus paredes ocasionando pequeñas heridas.

Una *radiografía simple de abdomen* nos puede orientar sobre la presencia de calcificaciones en el recorrido de la vía urinaria, teniendo en cuenta que las piedras de ácido úrico son transparentes a los rayos X y por lo tanto no se ven en la radiografía.

Mediante *ECO reno-vesical* podremos apreciar perfectamente el estado de ambos riñones, si hay litiasis, y sobre todo si tiene la vía urinaria dilatada o no. También podemos ver los detalles de la vejiga y si la piedra se encuentra en la entrada a la misma (en la desembocadura del uréter). Lo que no nos permite visualizar es el uréter completo, ya que el gas intestinal (el del colon) se superpone a este conducto, no dejando pasar los ecos.

La *urografía endovenosa* se solicita cuando existe una dilatación de la vía urinaria y no tenemos identificada la localización exacta de la obstrucción, ni la causa, ni el tamaño de la misma. Asimismo, nos permitirá conocer con qué rapidez trabajan los riñones, al comprobar la eliminación del contraste y si los dos lo hacen al mismo tiempo o si uno va retrasado; este último detalle nos indica una dificultad en el vaciado de orina, por obstrucción distal a nivel del uréter, ocasionada casi con toda seguridad por la litiasis.

Se puede realizar también un *escáner* o *TAC (tomografía abdominal computarizada)* para darnos orientación sobre la localización exacta de la obstrucción, al igual que su causa (piedra, coágulo o incluso tumor del uréter).

¿Cuál es su tratamiento?

Inicialmente se trata de aliviar el dolor. Para ello, lo mejor es administrar un antiinflamatorio, que al mismo tiempo que actuará sobre el dolor disminuirá la inflamación de la pared del uréter, permitiendo así una eliminación más temprana de la posible litiasis. Si con esto no es suficiente, se recomendará acudir a un médico para que valore el caso, pues tal vez precise administrar medicación en vena.

Mientras se encuentre con dolor, se aconseja beber poco líquido, al revés de la creencia generalizada; el motivo es bien sencillo, ya que si bebemos más líquido aumentaremos la cantidad de orina en el riñón, empeorando la dilatación, y por lo tanto, aumentando el dolor. Una vez que el dolor cese con la medicación, entonces se aconsejará beber cada hora un vaso de cualquier líquido.

Viene muy bien el calor local (manta eléctrica, bañera con agua caliente, etc.), pues relajará la musculatura de la pared ureteral, aliviando así el dolor. Este tratamiento ya era recomendado por el médico medieval Avicena.

Si existe fiebre se considerará una urgencia a estudiar y tratar, pues mediante una ECO habrá que valorar el grado de dilatación y, si es importante, interesará drenar esa orina, mediante un catéter, ya que podría estar infectada (de ahí la fiebre). Además, se iniciará tratamiento antibiótico.

En los cálculos de ácido úrico será conveniente alcalinizar la orina, bien con bicarbonato (cuidado en los que tienen la tensión arterial alta), bien con zumos de naranja o limón, o bien con productos de farmacia específicos.

Los cálculos ureterales inferiores a 4 mm de diámetro se expulsarán espontáneamente en un 90 % de las ocasiones, mientras que los superiores a 6 mm lo harán en un 35 %. Si con el tratamiento médico no es suficiente para expulsar la litiasis, entonces habrá que valorar otro proceso terapéutico, como:

a) *Litotricia extracorpórea*, que clásicamente se ha definido como «la bañera». El primer tratamiento en España lo efectuó el Dr. Ruiz Marcellán en la Clínica Dexeus de Barcelona en 1985. Los primeros tratamientos sin anestesia ni analgesia fueron llevados a cabo en la Fundación Puigvert en 1987.

Fue en la segunda guerra mundial cuando se observó la muerte por estallido pulmonar de los náufragos próximos a explosiones de cargas de profundidad antisubmarinas, sin presentar heridas externas. Así es como se descubrió el efecto de las ondas sónicas, transmitidas en medio líquido, sobre determinados tejidos humanos.

El procedimiento en sí consiste en romper el cálculo mediante dichas ondas de choque. Este procedimiento tiene buenos resultados en piedras que se encuentren en el riñón y que no excedan de los 2 cm de diámetro, o en litiasis que se encuentren a nivel ureteral, sobre todo en la zona lumbar.

Se contraindica en el embarazo y en los trastornos de coagulación, ya que puede dar sangrado; aunque lo más habitual es que sea un procedimiento inocuo, de tal manera que, según los casos, puede ser ambulatorio (sin necesidad de ingreso hospitalario).

b) *Ureteroscopia*. Proceso quirúrgico en el que a través de la uretra (vía endoscópica) se llega al uréter y se intenta extraer la piedra o fragmentarla con ondas de choque (litotricia endocavitaria). Es una técnica indicada en aquellos cálculos que se encuentran cerca de la entrada en la vejiga. Generalmente practicada con anestesia general o epidural más sedación, requiere un ingreso hospitalario, pero de corta duración.

c) *Nefrolitotomía percutánea*. Técnica quirúrgica laparoscópica en la que se llega al riñón y se fragmentan las piedras. Se indica en litiasis de un tamaño mayor a 2 cm de diámetro. Precisa de anestesia general, y por lo tanto de ingreso hospitalario.

La cirugía a cielo abierto cada vez está menos indicada por parte de la comunidad urológica, por lo que no merece la pena hablar aquí de ella.

Un caso particular es la *litiasis del embarazo*. Es más fácil que piedras ya existentes en los riñones puedan desplazarse hacia los uréteres, debido a la dilatación que las hormonas progestágenas ejercen sobre la vía urinaria de los riñones y los uréteres. En las embarazadas estará contraindicado realizar litotricia extracorpórea por el riesgo sobre el feto.

La incidencia (casos nuevos) de litiasis en el embarazo ronda un caso por cada 1.500 gestantes, y al igual que la población general, lo más frecuente es que sean de calcio.

¿Cómo prevenirlo?

La medida más efectiva es beber al menos dos litros de líquido al día, pues esto hará un efecto depurativo de los posos de la orina. Si hay alteraciones metabólicas, como son el exceso de ácido úrico (hiperuricemia) o de calcio (hipercalcemia), o déficit de alguna sustancia protectora, como es el citrato potásico, habrá que poner los medios adecuados en cada caso concreto.

Recuerde que...

- Mientras haya dolor, beba poco líquido, o de lo contrario le intensificará el dolor.
- El calor local le beneficiará en los momentos de dolor.
- Si se añade fiebre superior a 38 °C deberá acudir a un servicio de urgencias.
- El objetivo del tratamiento del cólico renal no solo es expulsar la piedra, sino evitar su reaparición.

QUISTES RENALES

¿Son frecuentes?

Los quistes de contenido líquido son muy frecuentes a nivel de los riñones, tanto como que el 40 % de la población de más de 40 años los presenta.

¿Tienen alguna importancia?

Lo más frecuente es que no tengan la más mínima importancia, pues suelen ser corticales, es decir, se encuentran a nivel de la superficie renal, haciendo prominencia sobre su cápsula o camiseta; estos serían los llamados quistes simples.

¿Hay que ponerles tratamiento?

Generalmente, no, y únicamente hay que realizar un control evolutivo con ecografías. Ahora bien, si dichos quistes adquieren un tamaño considerable como para ocasionar obstrucción de la vía urinaria del riñón, entonces puede afectar incluso a su función, con lo cual se debe plantear la posibilidad de pincharlos y evacuar su líquido.

Otra complicación que puede darse es que los quistes presenten un sangrado en su interior, ocasionando dolor o hematuria (sangre en la orina), en el caso de que se genere una comunicación del quiste con la vía urinaria. Dicho sangrado puede ser originado también por un traumatismo. En algunos casos, pueden precisar de cirugía.

¿Y qué es la enfermedad poliquística renal?

Esta ya es una enfermedad importante y, además, de carácter hereditario. Se producen tal número de quistes que destruyen el tejido renal, ocasionando así una merma de su función y, por lo tanto, una insuficiencia renal. La evolución suele ser progresiva en el tiempo. Existen dos variantes: la forma infantil, que se hereda de forma autosómica recesiva; y la forma del adulto, que tiene una herencia autosómica dominante.

En esta enfermedad es más frecuente la presencia de infecciones urinarias e incluso de hipertensión arterial. En algunos casos puede ser necesaria la extirpación del riñón, siempre que por su volumen comprime órganos vecinos.

Si la disminución de la función de los riñones es severa, puede llegar incluso a precisar de diálisis o de trasplante.

Recuerde que...

- Los quistes simples son muy frecuentes a partir de los 40 años. Son de contenido líquido y, por lo tanto, de naturaleza benigna.
- Se controlará su tamaño y el hecho de que puedan comprimir la vía urinaria. Este control puede hacerse periódicamente mediante ecografía.

HEMATURIA

¿En qué consiste?

Entendemos por hematuria la presencia de sangre en orina, que puede ir o no acompañada de coágulos.

Clasificación

Hematuria macroscópica: cuando observamos la sangre directamente, bien sola o mezclada con orina. Pueden aparecer coágulos.

Hematuria microscópica: cuando solo a través del microscopio podemos presenciar los hematíes o glóbulos rojos.

¿A qué es debida?

Puede ser motivada por causas de origen prostático, vesical, ureteral y renal.

a) Causas de origen prostático. Por congestión prostática o por aumento de tamaño de la misma, en su superficie puede haber venas dilatadas, frágiles, que la produzcan ante un mínimo esfuerzo, como puede ser incluso un golpe de tos, o simplemente por el hecho de que la orina, a su paso, roce contra estas venas dilatadas, erosionándolas y produciendo el sangrado, como cuando se rompen pequeñas venas de la nariz.

b) Causas de origen vesical. Bien sea por tumores, bien por infecciones de orina, que originan inflamación y congestión de las pequeñas venas que se encuentran en la superficie interna de la vejiga.

c) De origen ureteral. Generalmente ocasionado por tumores, o por piedras durante su descenso hasta la vejiga, que pueden ir erosionando la pared ureteral.

d) De origen renal. También lo más frecuente son los tumores, o la presencia de litiasis. Ocasionalmente, la rotura de quistes a nivel del riñón también puede ocasionar sangrado en la vía urinaria.

e) Hematuria de esfuerzo o del deportista. Es la que, como su nombre indica, aparece en algunas personas (sobre todo en deportistas profesionales) tras realizar ejercicio intenso. No tiene ningún origen patológico, por lo que no hay que tratarla.

¿Cómo se llega al diagnóstico de sus causas?

La ecografía es el mejor método diagnóstico, como prueba inicial, ya que es totalmente inocua, rápida, y se puede repetir en cualquier momento.

También será interesante solicitar un cultivo de orina, con el fin de descartar la presencia de gérmenes que puedan estar provocando una infección.

¿Cómo se trata?

Hay que efectuar un tratamiento específico sobre la causa de la hematuria (tumores, infecciones, litiasis, etc.). Además, aumentaremos la ingesta de líquidos para limpiar la vía urinaria y evitar la formación de coágulos que puedan dificultar la micción. Simplemente con esta medida, en muchas ocasiones, cesa el sangrado.

HEMATOSPERMIA

Definición

Se entiende por hematospermia la presencia de sangre en el semen.

¿A qué puede deberse?

Lo más habitual es que su origen se encuentre en la rotura de venas de pequeño calibre, a nivel de la vía seminal y, más frecuentemente, a nivel de la próstata, especialmente tras realizar un esfuerzo. El momento más frecuente en el que puede darse la hematospermia es en el orgasmo, ya que es entonces cuando se produce una contracción intensa de la próstata. En otras ocasiones lo puede originar una reacción inflamatoria, con motivo de procesos infecciosos localizados.

¿Es importante?

Aunque la sangre en el semen puede alarmar tanto al varón como a su pareja, afortunadamente suele ser un proceso banal y autolimitado. En los sucesivos eyaculados el semen suele ser de color oscuro, que sucesivamente irá aclarando, hasta eliminar totalmente el coágulo que queda en el interior de la vía seminal.

¿Hay que tratarla?

Dado que es un proceso banal, no requiere tratamiento, a excepción de las causas que lo hayan desencadenado; es decir, si el motivo de la hematospermia es un proceso infeccioso, habrá que tratar la propia infección.

Conviene saber que en las primeras eyaculaciones el semen saldrá de color oscuro, debido a que el coágulo se va limpiando progresivamente.

LA PRÓSTATA

¿Qué es la próstata?

La próstata es un órgano que pertenece al aparato reproductor masculino. Su nombre procede del griego «prostates», que significa «que está fuera». Anatómicamente se encuentra situada justo debajo de la vejiga y está atravesada por la uretra (conducto que lleva la orina desde la vejiga al exterior). Crece a lo largo de la vida, teniendo inicialmente la forma de una castaña. Su crecimiento va a depender del estímulo de la testosterona (hormona sexual masculina). A los 40 años de edad, la próstata tiene el tamaño de una castaña (unos 20 gramos de peso) y a los 60 años, el de una mandarina (unos 40 gramos).

¿Qué funciones tiene?

Su principal función es la de segregar un líquido con gran cantidad de nutrientes que se une al semen en el momento del orgasmo y que va a servir para mejorar la capacidad fecundante de los espermatozoides. Así, el 15 % del volumen seminal es producido en la próstata.

En el momento del orgasmo, es la próstata la que mediante contracciones intensas hace que el semen salga al exterior. Si la próstata no es indispensable para la vida del hombre, su extirpación impide la procreación, pues dejará de haber eyaculación. Aun así, las erecciones y los orgasmos podrán producirse sin alteraciones.

HIPERPLASIA BENIGNA PROSTÁTICA (HBP)

¿Qué es?

Consiste en un crecimiento benigno de la próstata que se produce a partir de los 40 años de edad. Este crecimiento, también llamado adenoma, puede reducir el calibre de la uretra. Si el crecimiento es hacia el interior de la vejiga, puede disminuir la luz del cuello de la vejiga, ocasionando síntomas miccionales, como pueden ser: a) dificultad para comenzar a orinar; b) disminución en la fuerza del chorro; c) cortes del chorro, cuando se está orinando; d) sensación de acabado incompleto; e) chorro disperso; f) goteo al finalizar; g) orinar a menudo, incluso a la noche; h) sensación de tener que ir corriendo a orinar, pues de lo contrario se escapa la orina; i) escozor o dolor al orinar.

Hay estudios que indican que a los 55 años ya el 25 % de los varones tiene disminución en la fuerza del chorro, y que a los 75 años de edad este porcentaje aumenta hasta el 50 %.

El crecimiento del tejido prostático es favorecido por los niveles de testosterona en sangre. Esta hiperplasia se produce de manera progresiva y lo hace en cuatro etapas:

—*Etapa de lucha*. El músculo de la vejiga (detrusor) intenta vencer el obstáculo que representa la próstata y, para ello, refuerza su musculatura, engrosándola. En esta fase es cuando comienza a notarse la dificultad para iniciar la micción.

—*Etapa de retención vesical.* Existe un mal vaciamiento de la vejiga, por lo que presenta residuo postmiccional (queda orina en el interior de la vejiga después de orinar), con sensación de acabado incompleto. Esto puede llevar a la presencia de infecciones urinarias y a la formación de piedras en la vejiga, ya que la orina estancada es un buen caldo de cultivo para la presencia de gérmenes; asimismo, los posos que quedan en la orina pueden ser el núcleo o matriz para la formación de las piedras o litiasis.

—*Fase de distensión de la vejiga.* Para entendernos, podremos decir que en esta fase la vejiga «tira la toalla» y comienza a ejercer la función de mero saco receptor de orina, perdiendo progresivamente su función contráctil y de vaciado, por lo que su musculatura se atrofia y adelgaza. Es en esta etapa cuando la persona se puede quedar sin orinar, por mucho que lo intente. Nos encontramos ante la fase de retención aguda de orina, en la que será preciso colocar una sonda para vaciar la vejiga. También puede ocurrir que la persona vaya orinando por rebosamiento, es decir, que se le vaya escapando la orina.

—*Etapa de dilatación de la vía urinaria alta.* Es decir, de los riñones; al dilatarse tanto la vejiga, existe un reflujo de orina hacia los uréteres y posteriormente a los riñones. Es el momento en el que se puede afectar la función de las unidades renales, llevando a una insuficiencia, que puede requerir tratamiento con diálisis.

¿La hiperplasia es un tipo de cáncer?

Ya hemos explicado que es un crecimiento benigno de la próstata, y que ni siquiera es precursor del cáncer. Ahora bien, con las mismas probabilidades que cualquier otro varón, en un futuro también puede tener un tumor de próstata.

¿Cómo se llega a su diagnóstico?

Mediante la *exploración física (tacto rectal)* se puede apreciar el volumen o tamaño de la próstata, su consistencia —si existen nódulos puede hacer sospechar la presencia de tumor—, si es congestiva, si ocasiona dolor —más frecuente en procesos infecciosos e inflamatorios.

La *ecografía* va a determinar un cálculo muy aproximado del peso de la próstata, y orientará sobre la presencia de quistes, abscesos, calcificaciones e incluso hasta puede sugerir la presencia de zonas con tumor.

Determinación del PSA en un análisis de sangre (sustancia específica de la próstata). Sus niveles normales suelen estar entre 0 y 4 ng/ml. Valores por encima de 4 pueden ser debidos a crecimiento benigno de la próstata o HBP, a un proceso infeccioso-inflamatorio o a presencia de células tumorales, por lo que es importantísimo afinar el diagnóstico. Por eso, cuando el PSA se encuentra por encima de 4 se solicita el PSA libre y entonces se realiza el cociente entre PSA libre y PSA. Si este cociente es superior a 0,15 (15 %), consideramos que el aumento de PSA es debido a un crecimiento benigno de la próstata; pero si el cociente es inferior a 0,15 tendremos que sospechar el hecho de que puede haber células malignas en la próstata, por lo que el siguiente paso en el laberinto diagnóstico puede llevarnos a realizar una biopsia prostática.

Las células cancerosas secretan en la sangre alrededor de diez veces más antígeno (PSA) que las células prostáticas sanas.

Hay también circunstancias especiales que pueden hacer que se eleve el PSA, como por ejemplo un tacto rectal, un orgasmo o andar mucho tiempo en bicicleta. También puede haber pequeñas fluctuaciones de un laboratorio a otro.

Determinación del PCA3 (Prostate Cancer Gene 3) en orina: este gen, presente en la próstata, se desarrolla de 60 a 100 veces más en las células cancerígenas. Cuanto más elevada sea la cifra, mayor riesgo habrá de padecer un tumor de próstata. Es un nuevo test que en la actualidad se está comenzando a implantar en los laboratorios clínicos. Tiene el inconveniente de ser caro (unos 300 €), pero puede ser muy útil en aquellos casos en los que el PSA se encuentre elevado, ya que puede evitar un buen número de biopsias innecesarias.

La *flujometría*, que consiste en orinar sobre un recipiente (flujómetro), y que va a medir la fuerza del chorro de orina. Esta prueba nos servirá de guía para hacernos una idea del grado de obstrucción a la salida de orina.

¿Cuál es el tratamiento para la HBP?
El primer escalón terapéutico es la medicación, por ejemplo con:

1. Fitoterapia. Productos hechos a base de extractos de plantas, como la *Pygeum africanum* y la *Serenoa repens*, cuya misión fundamental es disminuir la congestión prostática, aliviando los síntomas. Generalmente se aplica en HBP leve o moderada y con un tiempo mínimo de tratamiento, que será de unos tres meses. No tienen efectos secundarios ni contraindicaciones.

La *Serenoa repens (Permixon)* es conocida como sabal o palmito salvaje y es oriunda de Florida. Los beneficios de sus bayas (frutos) ya eran conocidos desde antiguo por la medicina china. La *Pygeum africanum (Tebetane)* es oriunda del norte y centro de África y alcanza los 30 metros de altura. Su corteza es la que aporta los poderes antiinflamatorios y antibacterianos.

Por otra parte, la medicina tradicional alemana utiliza desde hace varios años las pepitas de calabaza.

2. Bloqueantes alfa adrenérgicos. Son cuatro moléculas; alfuzosina, doxazosina, terazosina, tamsulosina y silodosina. Intentan forzar el cuello de la vejiga para que se abra más, ya que relajan sus fibras musculares y así puede salir la orina con más facilidad. Su efecto secundario más frecuente es el de disminuir la tensión arterial, con lo que puede ocasionar algún mareo. También puede haber eyaculación retrógrada, es decir, en el momento del orgasmo, el semen irá hacia la vejiga en vez de salir al exterior; esto ocurre porque al abrirse más el cuello de la vejiga, el semen tiene más fácil ir hacia atrás (hacia la vejiga) que hacia la uretra, que es un paso más estrecho.

3. Inhibidores de la 5-alfa-reductasa. Finasteride (Proscar) y Dutasteride (Avidart). Pretenden disminuir el tamaño de la hiperplasia benigna prostática, ya que la 5-alfa-reductasa es una sustancia (enzima) que transforma la testosterona en dehidrotestosterona (principio activo en la próstata). Los posibles efectos secundarios son la disminución de la libido (apetito sexual) y una disminución del PSA a la mitad, que no es una disminución real, y que cuando el varón se encuentra en tratamiento con estas sustancias, si se determina el PSA en sangre, su valor habrá que multiplicarlo por dos para conocer el PSA real.

Existe siempre la posibilidad de combinar entre sí los medicamentos anteriores.

4. Hábitos higiénicos. Así tenemos los baños de asiento con agua caliente (40 ºC), que relajan la musculatura de la zona pélvica, incluida la próstata. Se realiza en el bidé, o introducido en la bañera, dejando en este último caso que el agua cubra hasta el ombligo. Su duración será de unos diez minutos.

5. Otras recomendaciones. Hay que evitar el *estreñimiento*, pues sabemos que ocasiona congestión prostática, e incluso retención de orina e imposibilidad para orinar.

Realizar *ejercicio físico* de forma periódica. Incluso el paseo durante al menos media hora es beneficioso para la circulación sanguínea del área pélvica, incluida la prostática. Esto hará que reciba un correcto aporte de nutrientes, entre ellos el oxígeno. El plexo venoso prostático —que lleva la sangre venosa, o sin oxígeno— desemboca en el plexo hemorroidal, y si este no circula o vacía bien puede haber trastornos congestivos e inflamatorios en la zona.

Ejercicios de Kegel: en 1948 este especialista en ginecología aplicó una serie de ejercicios para la musculatura pélvica, con la finalidad de ayudar en la incontinencia de orina tras el parto. Posteriormente se ha visto que también son eficaces en algunos trastornos de la próstata, incluso como preventivos, ya que fortalecen el área pelviana. Se trata de contraer los músculos que existen entre el ano y el pene (zona perineal) como si se fuera a cortar el chorro de la orina. Tras contraer dicha musculatura, se contará hasta cinco y posteriormente se relajará contando hasta diez. Así sucesivamente, se conseguirá un buen tono muscular de la zona, además de favorecer la circulación sanguínea. Estos ejercicios se pueden realizar en cualquier momento a lo largo del día.

La *nutrición* es un factor muy importante, y para el que dedico más adelante un capítulo específico.

En cuanto a la *salud sexual*, se recomienda mantener relaciones sexuales con una periodicidad de al menos una vez a la semana, evitando no demorar la eyaculación más allá de los quince minutos, por el riesgo de favorecer la congestión prostática.

Evitar *drogas* como el tabaco, alcohol, anfetaminas, cocaína, etc., pues dañan a la salud prostática en general.

Cuando con medicación no es suficiente, para aliviar los síntomas que ocasiona la dificultad de vaciar la orina de la vejiga tendremos que recurrir a cirugía, que nos ofrecerá tres posibilidades:

a) Adenomectomía. Vía abdominal, es decir, abriendo la «tripa» o abdomen, se hace un corte en la cápsula de la próstata (como si fuera una camiseta), y se extrae el adenoma. Después de la cirugía, llevará sonda durante un mínimo de cinco días y, hasta que la orina se encuentre totalmente clara (que haya dejado de sangrar), además de drenajes abdominales, que se retirarán aproximadamente a la semana, al igual que los puntos de la herida quirúrgica.

b) Resección transuretral (RTU). Es una cirugía endoscópica que se efectúa a través de la uretra, sin necesidad de abrir el abdomen. Si ponemos el ejemplo de que la próstata es una naranja, en este procedimiento lo que se hace es quitar los gajos y dejar la cáscara, que es la verdadera próstata y, que se encuentra comprimida por el crecimiento del adenoma. La cirugía consiste en realizar sacabocados del adenoma (de los gajos) y posteriormente extraer sus fragmentos para analizarlos. Se utiliza energía eléctrica conectada a un instrumento al que llamamos *resector* y que es el que realiza los cortes (como si fuera un bisturí eléctrico). Para coagular las pequeñas venas y arterias se aplica una bola que conectada a la energía eléctrica permite coagular y sellar los puntos de sangrado. Tras la intervención quirúrgica el paciente saldrá con sonda, que se retira entre los dos y cuatro días, en función de lo clara que salga la orina.

Recientemente ha salido al mercado una variante de la técnica de RTU, conocida como *electrovaporización* (VTUP), en la que al aumentar la potencia de coagulación (temperatura de 300 ºC frente a los 129 ºC del asa convencional) permite vaporizar el tejido *adenomatoso*, sin necesidad de realizar sacabocados. Por desgracia, esta alta energía podría dañar el mecanismo *esfinteriano*; así, un estudio publicado en 1996 en la revista *European Urology* sobre 150 pacientes (80 con RTU y 70 con VTUP), cifró en un 5,7 % la presencia de incontinencia urinaria de esfuerzo tras electrovaporización, frente al 1,5 % de la RTU clásica.

La Asociación Europea recomendó en 2004 la técnica de electrovaporización en tamaños prostáticos pequeños, ya que la eficacia clínica desciende en función del tejido resecado.

c) Cirugía endoscópica con láser verde KTP. La técnica de vaporización selectiva con láser KTP (kalium-titanyl-phosphat) se consigue gracias a la longitud de onda de dicho láser. Esta luz verde es absorbida por tejidos con alto contenido en oxihemoglobina, como es la próstata. La penetración es muy limitada (0,08 mm), lo que significa que toda la energía se deposita en la superficie del tejido.

A través de la uretra y, mediante anestesia raquídea, lo que consigue esta técnica es evaporar el adenoma (lo hace desaparecer). Es el tipo de láser más eficaz en la actualidad y podríamos decir que ha revolucionado la cirugía de la HBP.

Este novedoso sistema desarrollado en la Clínica Mayo (Estados Unidos) tiene las siguientes ventajas: 1) se puede realizar incluso con anestesia local; 2) hay mínimo o nulo sangrado, por lo que se puede efectuar en varones anticoagulados (quienes toman Sintron, Plavix o Adiro); 3) el ingreso hospitalario es de corta estancia: aproximadamente entre las 12 y 24 horas, sin sonda; 4) puede aplicarse a varones de cualquier edad; 5) se pueden operar todas las próstatas, independientemente de su tamaño (lógicamente, cuanto mayor sea el adenoma, más tiempo de cirugía).

d) Existen otras alternativas quirúrgicas, como son:

—TUNA. Consiste en emitir (vía endoscópica) una señal de radiofrecuencia de baja intensidad al interior de la próstata, consiguiendo la ablación térmica del adenoma, tras alcanzar temperaturas que rondan los 100 ºC. Se puede realizar de forma ambulatoria, pero actualmente no está recomendada como técnica de primera línea, y solo estaría indicada en próstatas muy pequeñas y en pacientes con alto riesgo quirúrgico. No obstante, los resultados mediante RTU siguen siendo mejores a largo plazo.

—Termoterapia transuretral por microondas. Mediante un catéter uretral se transmite calor a la próstata, a altas temperaturas, con la finalidad de ocasionar una necrosis o muerte de las células del adenoma. El procedimiento tiene una duración de 30 a 90 minutos y se realiza de forma ambulatoria, pues no precisa anestesia. Produce un alivio de los síntomas, a corto plazo, pero continúan siendo mejores los resultados con el empleo de la RTU, por lo que se reserva para casos de adenomas pequeños o para enfermos que difícilmente soportarían una cirugía, por ser enfermos de alto riesgo quirúrgico.

—Láser holmiun. Enuclea la hiperplasia benigna prostática, y la rechaza hacia el interior de la vejiga; una vez allí, con otro utensilio quirúrgico (*morcelador*), se trocea el tejido enucleado, para poder extraerlo por la uretra.

El tratamiento, por lo tanto, debe ser individualizado, y para ello hay que estudiar con esmero a cada paciente.

¿Cuáles son las posibles complicaciones postoperatorias?

1. Infección urinaria. Generalmente se trata de una infección banal, sin gravedad. Para prevenirla, antes de iniciar la cirugía se hace pasar antibiótico endovenoso; igualmente, antes de retirar la sonda en la habitación se le administrará una dosis de antibiótico, con lo que se minimiza esta complicación.

2. Incontinencia urinaria. Existen tres tipos, a saber:

a) Transitoria. Debida a que el esfínter uretral se ha quedado débil tras la manipulación quirúrgica, especialmente en la cirugía abierta.

b) Definitiva. Es excepcional y está ligada a una lesión de las fibras musculares del esfínter uretral. Se precisa un mínimo de seis meses para poder hablar de una incontinencia definitiva o permanente.

c) Incontinencia por imperiosidad o urgencia. Tras eliminar el factor obstructivo de la próstata, la vejiga intentará adelgazar su musculatura, para volver a la normalidad —previamente la había engrosado para vencer la resistencia que ocasionaba la hiperplasia—. En este cambio de tejidos, el músculo de la vejiga (detrusor) puede realizar contracciones involuntarias o espasmos que pueden llegar incluso a ocasionar incontinencia por urgencia miccional. Al paciente le entrarán muchas ganas de orinar y no le dará tiempo de llegar al baño.

3. Trastornos de la erección. Cuando la cirugía es endoscópica no se lesionan los nervios de la erección, los cuales circulan por fuera de la próstata, por lo que no tiene que haber disfunción eréctil. El estrés de la cirugía sí que puede ser una causa, pero psicológica y, por lo tanto, temporal.

4. Eyaculación retrógrada. Al eliminar el adenoma prostático, en el momento de la eyaculación, para el semen es más fácil ir hacia atrás (hacia la vejiga), a través de un amplio cuello vesical, que no proyectarse hacia adelante, hacia la uretra, pues esta es de menor calibre.

¿A partir de qué edad conviene comenzar a realizarse los chequeos urológicos?

A partir de los 45 años, aunque no tenga síntomas. En aquellos varones cuyo padre o hermanos hayan tenido un tumor de próstata, se recomendará adelantar los reconocimientos a la edad de 40 años.

Este planteamiento de prevención permite, además de mantener una buena salud, que en el caso de que se detecte una enfermedad sea en una fase precoz, para así ponerle rápido y eficaz remedio, en vez de esperar a que la enfermedad haya progresado de tal manera, que ya no exista tratamiento posible.

Síntomas prostáticos

- Dificultad para comenzar a orinar.
- Disminución en la fuerza del chorro.
- Goteo tras terminar de orinar.
- Chorro disperso o bífido.
- Sensación de vaciado incompleto.
- Escozor o dolor con la micción.
- Sensación de urgencia para orinar.
- Levantarse a la noche para vaciar la vejiga.

Complicaciones asociadas

- Hematuria (sangre en la orina).
- Infección de la próstata y de los testículos.
- Litiasis (piedras) en la vejiga.
- Retención de orina.
- Vejiga hiperactiva, ocasionando espasmos.
- Deterioro de la función de los riñones, por reflujo de orina, a través de los uréteres.

INFORMACIÓN PARA PERSONAS PORTADORAS DE SONDA VESICAL

—Si utiliza bolsa de recogida de orina, debe desecharla cuando se llene. Solo se reutilizan las que tienen una llave al final de la misma, que permite su vaciado. En estos casos, la bolsa no deberá usarse más de tres días.

—Si está conectada a tapón, lávese las manos, antes y después de su utilización, y quite el tapón cada dos o tres horas, o cuando tenga ganas de orinar.

—Lave diariamente la sonda con agua y jabón.

—La bolsa colectora tendrá que encontrarse siempre por debajo de la altura de la vejiga, para que no refluya orina desde la bolsa.

—Pueden producirse espasmos por parte de la vejiga, ya que quiere eliminar un cuerpo extraño, como es la punta de la sonda. Si estos espasmos le molestan, puede solicitar consejo de su médico, que le pautará alguna medicación antiespasmódica.

—Es normal que con los movimientos la sonda roce la próstata y la vejiga y pueda salir algo de sangre o algún pequeño coágulo; bebiendo un poco más de líquido, se soluciona.

—Si tiene tendencia a fabricar posos o arenillas, tome vitamina C a las noches, para evitar agregados cálcicos en la sonda, que pueden hacer más incómoda su posterior retirada.

—Ante cualquier cambio de sonda o la retirada de la misma, deberá tomar un antibiótico, a título de prevención de infecciones; este detalle deberá de comentarlo con su médico, pues será él quien le paute el tipo de antibiótico y le aconseje sobre la cantidad de dosis necesarias.

PROSTATITIS

¿Qué es?

Se trata de la inflamación de la glándula prostática. Existen varios tipos de prostatitis.

¿Cómo se clasifica?

Prostatitis aguda. Generalmente causada por infección de la orina, que se ha extendido a la vía seminal, afectando a la próstata. Es la forma más grave de todas las variantes de esta enfermedad.

Prostatitis crónica. Hay tres modalidades, que pasamos a ver.

1. Prostatitis crónica bacteriana. Es una infección crónica de la próstata de origen bacteriano. Sus síntomas se desarrollan más lentamente y a menudo con menor gravedad.

2. Prostatitis crónica no bacteriana. Es una inflamación crónica de la glándula prostática, sin presencia de gérmenes. Es la forma más frecuente de prostatitis, pero también la más difícil de diagnosticar y tratar. En general se desconoce su causa.

3. Prostatodinia. Es la presencia de dolor, pero sin signos inflamatorios ni presencia de gérmenes. En muchas ocasiones es debido a contractura de la musculatura del suelo pelviano y de las fibras musculares de la próstata. Es más

frecuente en varones que sufren un gran componente de ansiedad y estrés.

¿Cómo se realiza el diagnóstico?

Clínicamente, suele haber síntomas miccionales como escozor al orinar, o incluso ardor, micción frecuente, sensación de urgencia para orinar, dolor perineal que puede irradiar al muslo, a los testículos, o la zona baja del abdomen (hipogastrio). En la prostatitis aguda suele haber incluso fiebre de 39-40 ºC.

Se realizará cultivo de orina para determinar la presencia de germen y, en caso positivo, averiguar qué antibióticos son los más adecuados (antibiograma).

Asimismo, será interesante tener una ECO para descartar que no haya un absceso a nivel intraprostático que pueda perpetuar el proceso, y que además, de ser así, precisará un tratamiento más enérgico.

No merece la pena solicitar el PSA en la analítica sanguínea, dado que el proceso infeccioso-inflamatorio invariablemente ocasionará una elevación del mismo que nos despistará, al no ser el PSA real; solo transcurrido un mínimo de un mes de la prostatitis se podrá solicitar dicho análisis.

¿Qué tratamiento se hará?

En los procesos infecciosos se instaurará un tratamiento antibiótico con una duración no inferior a un mes. La próstata posee una barrera, al igual que ocurre con la placenta y el cerebro, que hace que los antibióticos penetren con dificultad; este es el motivo por el que ha de administrarse el antibiótico durante tantas semanas.

Al mismo tiempo habrá que administrar antiinflamatorios, para disminuir la inflamación prostática y, consecuentemente, el dolor.

Para mejorar la calidad miccional se puede recurrir a los alfa-bloqueantes adrenérgicos (vistos en el capítulo «Hiperplasia benigna de próstata») y a los relajantes musculares. Estos dos fármacos pueden ser interesantes también en la prostatodinia. En esta entidad influye sobremanera el estado de ansiedad y el grado de tensión nerviosa del varón. Así, en las épocas vacacionales, tienden a aliviarse sus molestias, por lo que puede ser recomendable en estas personas realizar técnicas de relajación, como por ejemplo el yoga.

También puede haber ciertos alimentos irritantes, como los picantes, el alcohol y el café, que pueden influir negativamente.

Recuerde que...

- Una prostatitis aguda, con fiebre que supere los 38 °C, es una urgencia médica.
- Una prostatitis aguda infecciosa, si no se trata a tiempo, puede ocasionar la muerte por sepsis (diseminación de la infección a la sangre).
- No todas las prostatitis son producidas por gérmenes.

TUMOR DE PRÓSTATA

¿Qué es?

Es la consecuencia de la transformación de células prostáticas sanas en células tumorales. Una célula cancerosa es una célula que se ha modificado durante su producción. Habitualmente, estas modificaciones son reparadas por el organismo, y cuando no consigue hacerlo, deriva en lo que conocemos como cáncer. Al multiplicarse de forma incontrolada, las células cancerosas terminan por formar una masa que se denomina tumor maligno.

¿Y es muy frecuente?

El cáncer de próstata es el tumor maligno más frecuentemente diagnosticado entre varones en países desarrollados, y es la segunda causa de muerte en dichos países después del de pulmón. En España afecta, cada año, a **44** de cada 100.000 personas, mientras que las estimaciones europeas más recientes muestran que el 24,1 % de todos los tumores en varones son debidos a la próstata, seguida del pulmón (15,5 %).

La probabilidad de padecer un tumor de próstata aumenta con la edad y, si es raro antes de los 40 años, a partir de los 80 años el 80 % tendrá células tumorales en el interior de su próstata; otra cosa bien distinta es que pueda manifestarse clínicamente. Se calcula que más de la mitad de los hombres mayores de 60 años tiene células malignas en su próstata, sin que se hayan desarrollado lo suficiente como para perjudicar su salud. La edad media del diagnóstico en España ronda los 74 años.

¿Existen factores que favorezcan su aparición?

Aunque las causas del cáncer siguen sin conocerse, sí sabemos de la existencia de ciertos factores que predisponen a la formación del tumor de próstata, como son:

—*Factores genéticos y raciales.* Está constatado que los varones de raza negra de Estados Unidos de Norteamérica son más propensos a padecer este tipo de tumor que los que viven en África, pero que cuando estos pasan a residir en Estados Unidos, al cabo de unos años, se iguala ese porcentaje de diagnóstico de tumor. La raza asiática es la que menos incidencia (casos nuevos) tiene.
Conocido es, también, que los familiares de primer grado tienen tres veces más frecuencia de padecerlo.

—*Factores ambientales.* Se ha sugerido que la polución atmosférica, los fertilizantes, la industria del caucho, cadmio, etc., pueden ser factores que influyan negativamente, sin que haya nada demostrado de forma clara y rotunda.

—*Factores alimenticios.* El consumo excesivo de grasas animales perjudicaría, predisponiendo la aparición de esta enfermedad, mientras que otros alimentos —los cuales mencionamos en el capítulo «Dieta y cáncer de próstata»—, evitarían la proliferación de células tumorales prostáticas.

¿Se puede curar?

Generalmente es de crecimiento lento y progresivo durante varios años, sin dar ningún tipo de síntoma. Este es el momento *(cáncer de próstata localizado)* en el que si lo detectamos podemos ponerle solución, o lo que es lo mismo, aplicarle un tratamiento curativo. A medida que el tumor crece, puede salir fuera de la próstata y extenderse a los tejidos de alrededor, a los ganglios linfáticos próximos, o a órganos más alejados, como los huesos, el hígado o los pulmones, en cuyo caso estaríamos hablando de metástasis a distancia, por lo que nos enfrentaríamos ante un *cáncer de próstata metastásico*.

Es fundamental tener presente que el tumor de próstata no es una degeneración de la hiperplasia benigna de próstata y que, por lo tanto, son dos entidades clínicas distintas y bien diferenciadas.

¿Cómo se diagnostica?

El médico lo puede sospechar al realizar el tacto rectal durante la exploración física, ya que podrá apreciar zonas duras, incluso de la consistencia de una piedra, o zonas irregulares, que pueden hacer pensar que se está ante la presencia de una tumoración.

El aumento de los niveles de PSA *(sustancia específica de la próstata)* en el análisis de sangre (lo normal es de 0 a 4 ng/ml) también deberá ponernos en alerta, y ante la más mínima duda, se aconsejará realizar biopsia prostática, que es la que nos determinará la presencia o no de un tumor de próstata. Bien es cierto que cuando el PSA se encuentra en el rango entre 4 y 10 ng/ml, podemos afinar más el diagnóstico solicitando el *índice PSA libre/total*, también llamado ratio o cociente. Este índice lo obtenemos de dividir el PSA que circula en la sangre en forma libre entre el PSA que va unido a proteínas de la sangre (llamado PSA total). Si el cociente es mayor a 0,15 (15 %), consideraremos que la elevación del PSA es debido a un crecimiento benigno de la próstata, pero si es inferior a 0,15 podremos estar ante un tumor, por lo que habrá que realizar la biopsia para asegurarnos el diagnóstico.

En el peor de los casos, si la *biopsia* nos confirma la presencia de un cáncer prostático, y en función de los niveles de PSA y grado de malignidad de las células tumorales (*grado de Gleason*), será conveniente solicitar una *TAC* (*escáner*) del abdomen y una gammagrafía de los huesos para comprobar si el tumor está localizado o existe diseminación a otros órganos (metástasis).

El *escáner o TAC* (*tomografía axial computarizada*) se utiliza en el tumor de próstata para la detección de posibles ganglios afectados, lo que indicaría que estaríamos ante una enfermedad metastásica.

La *gammagrafía ósea* se emplea para el estudio de posible afectación de los huesos por células metastásicas. Es sabido que el primer lugar donde emigran las células cancerígenas de la próstata es al hueso. Así, en tumores de próstata con PSA superior a 10 ng/ml, se aconseja su realización de forma rutinaria.

El *PET-TAC-colina* se está utilizando en aquellos tumores de próstata ya tratados y en los que existe sospecha de recidiva.

En la actualidad, la *RMN* (*resonancia magnética nuclear*) tiene poco uso, pues no se ha visto que aporte nada nuevo a lo que puedan ofrecer las otras pruebas mencionadas.

¿En qué consiste la biopsia de próstata?

La biopsia prostática es la clave del diagnóstico. Puede decirnos si hay o no un tumor de próstata. E incluso, en caso afirmativo, nos dirá el grado de malignidad de las células (*conocido como grado Gleason*) y la zona de extensión tumoral (cantidad de afectación de las muestras), lo cual tiene un gran interés para el pronóstico.

Es una prueba sencilla y poco traumática, pues se realiza con anestesia local (incluso se puede hacer sin anestesia), y dirigida con ecografía a través del recto. La biopsia se toma a través de una aguja muy fina, y el tejido obtenido se estudiará con el microscopio. El proceso puede hacerse totalmente ambulatorio, es decir, tras finalizar el procedimiento la persona se va a su domicilio, sin necesidad de ingresar en el hospital.

En el servicio de anatomía patológica se hace un estadiaje del tumor, basándose en el grado de malignidad de las células (*grado Gleason*). Este procedimiento realiza una graduación del 2 al 10; los tumores clasificados entre el 2 y el 4 se dice que son bien diferenciados y, por lo tanto, con muy buen pronóstico. Entre el 5 y 7 se consideran moderadamente diferenciados, o lo que es lo mismo, con un grado de malignidad celular intermedio. Finalmente, los estadiados entre el 8 y 10 son etiquetados como mal diferenciados, es decir, de peor pronóstico, dada la elevada malignidad celular.

¿Qué síntomas ocasiona?

El tumor de próstata localizado generalmente no produce síntomas y, si lo hace, lo más frecuente es que nos enfrentemos ante un tumor más avanzado o evolucionado. Algunos de los síntomas pueden ser el dolor de huesos, el malestar general con pérdida de peso, la sangre en la orina (hematuria) o la dificultad para orinar. De ahí la importancia de las revisiones o chequeos urológicos preventivos.

¿Qué tratamientos existen?

En la actualidad, varios son los tratamientos, a saber:

a) Prostatectomía radical. Se trata de una cirugía en la que se extirpa la próstata y las vesículas seminales. Supuestamente, es un tratamiento curativo («muerto el perro, se acabó la rabia»), y se considera el tratamiento de referencia en el cáncer de próstata localizado.

Dado que la próstata queda situada justo debajo de la vejiga, tras la extirpación prostática habrá que unir nuevamente la vejiga con la uretra. Para ello, se dejará como tutor una sonda, con el fin de que la unión del cuello de la vejiga cicatrice correctamente.

La vía de abordaje puede ser abdominal o perineal, en función de las preferencias de cada cirujano.

La *laparoscopia* es una técnica mínimamente invasiva, en la que el interior del abdomen se insufla con gas carbónico, permitiendo examinar todos sus órganos. A través de un pequeño orificio realizado en el abdomen, se hace pasar un tubo que lleva incorporado una óptica, el cual, a su vez, va unido a una cámara, permitiendo observar en todo momento las maniobras quirúrgicas con gran detalle y precisión. Otros dos orificios dejarán pasar los instrumentos quirúrgicos (pinza, tijera, etcétera). El tiempo de hospitalización es variable, dependiendo de cada caso, pero oscila entre los cuatro y cinco días (en la cirugía abierta es de unos siete días). La laparoscopia permite una rápida incorporación del paciente a sus actividades diarias.

En la Fundación Puigvert de Barcelona, concretamente el 6 de julio de 2005, el Dr. Humberto Villavicencio (director del Servicio de Urología) realizó con éxito, en España, la primera prostatectomía radical ayudado por el robot *Da Vinci*, que fue diseñado por ingenieros de la NASA.

La cirugía asistida por robot consta de una unidad operatoria que lleva incorporados cuatro brazos articulados, que son los que se introducen en la cavidad abdominal. A su vez, miniinstrumentos quirúrgicos se fijan a los extremos de dichos brazos para realizar todas las maniobras quirúrgicas. El cirujano se encuentra sentado frente a una consola, desde donde gobierna, con precisión, los movimientos que se han de realizar para llevar a cabo la intervención quirúrgica.

Como posibles complicaciones a largo plazo de una prostatectomía radical, nos podremos encontrar con:

—Impotencia o disfunción eréctil (90 %), por sección de los nervios erectores (bandeletas neurovasculares) que caminan a 2 mm de la próstata. Y aunque el apetito sexual se encuentra conservado, la eyaculación se encuentra ausente y el orgasmo también puede verse modificado.

—Incontinencia de orina, por la sección del esfínter liso uretral, que generalmente se tiende a normalizar con el tiempo. Así, pequeñas fugas en forma de gotas con los esfuerzos quedarán en un 20 %, siendo los escapes más importantes en un 2 %. El manejo de esta incontinencia siempre deberá ser conservador, al menos durante los primeros 9-12 meses. Será interesante realizar un programa de reeducación perineo-esfinteriana a partir de la sexta semana de la cirugía (una vez que haya cicatrizado la sutura de la vejiga con la uretra).

En aquellos casos en los que la terapia conservadora sea insuficiente, existen otras alternativas terapéuticas, como son el esfínter artificial o los *slings suburetrales* (mallas debajo de la uretra).

Importante:

Esta intervención quirúrgica conlleva la esterilidad permanente, ya que se extirpan las vesículas seminales y se seccionan los conductos deferentes.

b) Braquiterapia. Es una radioterapia interna o intersticial, es decir, es una técnica en la que se colocan unas semillas radiactivas en el interior de la próstata mediante unas agujas que penetran por vía perineal, sin necesidad de abrir el abdomen. Tiene también la ventaja de utilizar menos dosis de radiación, y más focalizada en el propio tumor, con lo que se minimizan los efectos secundarios.

Las primeras referencias históricas datan del año 1911, año en el que Pasteu describió el implante de radio intraprostático, vía transuretral, mediante un catéter. Ante los malos resultados obtenidos se abandonó la técnica, y no fue hasta 1983 cuando se retomó, esta vez con resultados esperanzadores.

Su uso está indicado en tumores localizados y con próstatas pequeñas. El procedimiento se realiza en quirófano, bajo anestesia raquídea y sedación, y el alta hospitalaria puede ser dada en el mismo día o al día siguiente. También la podemos considerar como una técnica curativa, siempre que se aplique en los casos adecuados.

El efecto secundario a corto plazo más frecuente es el escozor al orinar (50 %) y las micciones frecuentes, que se resuelven con relativa facilidad con la toma de un antiinflamatorio y de un alfabloqueante (véase la sección de tratamiento médico en el capítulo «Hiperplasia benigna de próstata»). Otros efectos secundarios agudos son la disminución de la fuerza del chorro (micción obstructiva) y las proctitis (irritación rectal) en un 2-10 %.

c) Radioterapia externa. De aplicación en aquellos casos en los que existe una sospecha de extensión tumoral fuera de la próstata, o en casos de tumor localizado que, por las circunstancias concretas del paciente (edad, multipatología, etcétera), se decide optar por este tratamiento. Con este método podremos «quemar», incluso, las células tumorales que hayan podido quedar en las cadenas ganglionares de la pelvis. La duración global del tratamiento es de entre seis y ocho semanas.

Las complicaciones que puede ocasionar son la diarrea (en un 40 %), y cierta irritación de la vejiga —que se manifiesta, sobre todo, por el aumento de frecuencia miccional—. Lesiones más tardías son la impotencia (que aparece en un 50 %) y la hematuria (sangre en la orina), que se da en un 3 %.

d) Crioterapia. Se trata de congelar y descongelar rápidamente la próstata, con lo cual morirán las células prostáticas. Comenzó a utilizarse en la década de los sesenta, con aparatos que utilizaban nitrógeno líquido, y sin control alguno del procedimiento.

Aprobado en 1996 por la FDA (la Administración norteamericana para los tratamientos médicos), en la actualidad se utiliza el gas argón para la congelación, y seguidamente, el gas helio para su descongelación o calentamiento. Todo el procedimiento quirúrgico es controlado, sistemáticamente, tanto por ecografía transrectal como por monitores que miden las temperaturas alcanzadas en cada momento tanto en la uretra como en la próstata.

Al igual que la braquiterapia, se realiza vía transperineal, con anestesia raquídea y, al día siguiente, el paciente puede ser dado de alta hospitalaria, y puede utilizarse para el tratamiento primario del cáncer de próstata, o para el tratamiento de rescate tras el fracaso de la radioterapia.

e) Hormonoterapia o bloqueo androgénico. Normalmente, las células prostáticas, sanas o tumorales, se estimulan mediante la *testosterona* (hormona masculina por excelencia), la cual se produce en un 90 % en los testículos y un 10 % en las glándulas suprarrenales.

Este tipo de tratamiento se basa en la combinación de una inyección (análogos de la LH-RH), que puede ser mensual, trimestral o semestral, y de una pastilla diaria, con lo que se pretende bloquear las hormonas de las que se nutre la próstata y, por lo tanto, paralizar el crecimiento del tumor. Dicho de otra manera: este tipo de tratamiento no cura el tumor, sino que lo frena, lo deja estacionado. Suele aplicarse en tumores avanzados, o cuando han fallado otras técnicas, o en personas mayores en quienes el tumor es de crecimiento muy lento y no merece la pena aplicar tratamientos agresivos.

El tratamiento de bloqueo hormonal también puede aplicarse en aquellos varones que van a recibir radioterapia, para que el tratamiento sea más efectivo.

¿Cuáles son los efectos secundarios del tratamiento de bloqueo hormonal?

a) Sofocos. Habitualmente no supera los cinco minutos, y lo suele tener el 80 % de los pacientes tratados. La mayoría se acostumbran a ellos, pero hay casos que pueden ser molestos, por lo que se recomienda:

—Evitar alcohol, cafeína, tabaco y comidas muy condi-
mentadas.
—Beber abundantes líquidos.
—Evitar cambios bruscos de temperatura.
—Beber un vaso de agua fría en el momento en el que
comience el sofoco.
—Colocar un paño frío alrededor del cuello.
—Si los sofocos aparecen durante la noche, se aconseja
utilizar ropa de algodón para dormir.
—Practicar ejercicio físico con regularidad.

b) Pérdida del apetito sexual (libido).

c) Disfunción eréctil (impotencia).

d) Disminución del tamaño de los genitales (pene y testículos).

e) Caída del vello corporal (pecho y axilas). Generalmente vuelve a aparecer, tras medio año del cese del tratamiento.

f) Aumento del tamaño de las mamas (ginecomastia), que
suele darse entre un 10 % y un 25 % de los casos tratados.
En ocasiones puede ir acompañado de cierta sensibilidad, o
incluso, dolor (mastodinia).

g) Aumento del peso corporal. Al disminuir la testosterona, hay una predisposición al acúmulo de grasa.

h) Disminución de la masa muscular, y por lo tanto, de
aparición de fatiga o cansancio físico.

i) Osteoporosis (pérdida de minerales de los huesos), lo que puede conllevar fracturas de cadera y vértebras. Para evitarlo es importante consumir alimentos ricos en calcio y tomar el sol (al menos 15 minutos diarios), pues este aportará la vitamina D necesaria para introducir el calcio en los huesos.

j) Anemia. Debido a que la testosterona estimula la formación de glóbulos rojos, puede ocasionar cierto grado de cansancio.

k) Elevación en sangre de los niveles de glucosa, colesterol y triglicéridos. De ahí el interés en mantener una dieta equilibrada, y en realizar ejercicio físico de una forma rutinaria y constante (al menos 30 minutos diarios).

l) Depresión y alteración del estado de ánimo.

m) Disminución de la memoria.

n) Irritabilidad del carácter.

Y después de tratarlo, ¿precisa de un seguimiento?

El tratamiento del cáncer de próstata tiene como objetivo curarlo y reducir el riesgo de que reaparezca localmente, o desarrolle metástasis a distancia. El riesgo de recaída o recidiva es muy variable, y está en relación con el grado de progresión o evolución en el momento del diagnóstico. También depende de otros factores, como es el grado de malignidad de las células (grado Gleason). En el caso de reproducirse, la mayoría de las recaídas se dan en los cinco años siguientes al tratamiento.

La vigilancia permite, en el caso de existir una recidiva, diagnosticarla precozmente. Se lleva a cabo, fundamentalmente, a través de los niveles de PSA en sangre. Este control suele realizarse durante los dos primeros años, cada tres meses; posteriormente, se aplazará cada seis meses, y a partir de los tres a cinco años, en función de la evolución, el control será anual, como cualquier varón.

Asimismo, la vigilancia permite el tratamiento de los posibles efectos secundarios, especialmente en cuanto a la disfunción eréctil se refiere.

Recuerde que...

- El cáncer de próstata es una enfermedad frecuente: es el tercer tumor maligno más frecuente en España.
- Presenta predisposición genética.
- Todo varón con antecedente de padre o hermanos con tumor de próstata debe comenzar sus revisiones urológicas anuales a partir de los 40 años de edad.
- Causa un número importante de muertes (segundo tumor en frecuencia).
- En sus fases iniciales (tumor localizado) no da síntomas.
- Cuando aparecen síntomas, generalmente suele ser tarde para aplicar un tratamiento curativo.
- Es muy importante el diagnóstico precoz y las revisiones periódicas.
- Existen varias formas de tratamiento en función de cada caso, es decir, hay que aplicar un tratamiento individualizado.

DIETA Y CÁNCER DE PRÓSTATA

En distintos estudios se ha comprobado que, por ejemplo, en Estados Unidos de Norteamérica hay una relación directa entre la ingesta de grasa y la mortalidad por cáncer de próstata. Así, la incidencia (casos nuevos) de este tumor aumenta en áreas urbanas de Japón, donde prevalece la dieta occidental.

Grasas

La grasa es el compuesto de la dieta que más se ha relacionado con la aparición del cáncer de próstata. La dieta en los Estados Unidos de Norteamérica es rica en grasas, en contraposición a la dieta japonesa, muy pobre en ellas, país este con una muy baja incidencia de cáncer prostático.

Los aceites vegetales, por el contrario, no parecen incrementar el riesgo de padecer tumor de próstata, y los cereales tendrían incluso un papel protector.

Licopeno

Es un carotenoide que se encuentra fundamentalmente en los tomates y que posee un importante poder antioxidante. Curiosamente, el tomate ya cocinado que se utiliza en pizzas, salsa de tomate, salsa kétchup, etc., es de mejor absorción de licopenos que el que poseen los tomates crudos. También lo podemos encontrar en el pimiento rojo, la sandía, las naranjas y el pomelo.

Se considera muy útil en la reducción del riesgo de padecer cáncer de próstata, amén de otro tipo de tumores, e incluso para la prevención de la cardiopatía isquémica (angina o infarto de corazón).

Zanahoria y carotenoides

Los vegetales verde-amarillos (zanahorias, espinacas, lechuga verde y espárragos verdes) poseen una importante cantidad de carotenos. Se ha observado que el consumo diario de estos productos protege frente al cáncer de estómago y próstata, así como frente a la enfermedad isquémica del corazón, arteriosclerosis y cirrosis de hígado.

Vitamina E

Tiene una importante actividad antioxidante y también protege contra el cáncer, al estimular funciones inmunitarias (defensas de nuestro organismo). Un estudio realizado en Finlandia demostró una reducción del 33 % en la incidencia de cáncer de próstata en aquellos varones que recibían diariamente una cantidad de 50 mgr de vitamina E. Sabemos que nuestro organismo la obtiene a través de la ingesta de granos completos (dietas altas en fibra) y que son suficientes 10 mgr/día para cubrir las necesidades diarias.

Selenio

Se encuentra en frutas, cereales (especialmente germen de trigo y levadura de cerveza), carne y pescados. Tiene poder antioxidante, de freno del metabolismo carcinogenético y de estimulación inmunitaria. Un estudio objetivó que la toma de 200 microgramos al día reducía la tasa de incidencia de cáncer de próstata en un 66 %. La recomendación diaria es entre 50 y 200 microgramos. Asimismo, disminuye la incidencia de tumores malignos de pulmón y colon; actúa también como protector de enfermedades del corazón y posee un efecto antiinflamatorio, con ciertos beneficios en algunas enfermedades reumáticas.

Polifenoles

Se considera que pueden proteger contra enfermedades cardiovasculares e incluso contra el cáncer. Tanto el té verde como el vino contendrían importantes cantidades de polifenoles. Este último tiene sustancias como resveratrol, morina, quercetina y ácidos gálico y tánico que inducen a la apoptosis (muerte celular programada) de las células tumorales.

Isoflavonoides de soja

La soja contiene daidzeina y genisteina, esenciales en la quimioprevención del cáncer prostático, por ser una fuente muy interesante de aporte de flavonoides y antioxidantes.

Flavonoides

Se consideran grandes antioxidantes y, por lo tanto, ayudan a minimizar el riesgo de aparición de cáncer en general. Los encontramos en ajos, cebollas, uvas, cerezas, té verde, cereales, verduras de hoja, brécol y coliflor.

Zinc

Es el nutriente que más favorece la salud prostática. Puede disminuir el tamaño de la próstata, y por lo tanto los síntomas de la hiperplasia prostática. Se sabe que hace disminuir la actividad de la enzima 5-alfa-reductasa, y como consecuencia, la presencia de dehidrotestosterona, sustancia que favorece el proceso de la hiperplasia benigna de próstata. Además, mejora el sistema inmunológico y es un protector del hígado.

Su presencia la encontraremos en los cereales integrales, alcachofas, guisantes, y judías. Desgraciadamente, cada vez hay menos contenido de este mineral en los alimentos, ya que los suelos se están empobreciendo, debido al sufrimiento que les acarrea la agricultura intensiva y el uso de numerosos productos tóxicos.

RETENCIÓN AGUDA DE ORINA

¿Qué es?

Es un problema que se caracteriza por no poder orinar, a pesar de tener la vejiga totalmente llena, lo que origina dolor intenso en el bajo vientre. Afecta a uno de cada diez hombres entre 70 y 79 años, y a uno de cada tres varones entre 80 y 89 años de edad.

¿A qué es debida?

Con el crecimiento benigno de la próstata, la vejiga aumenta el espesor de su musculatura (músculo detrusor) con el fin de poder realizar más fuerza de contracción y vencer el obstáculo que representa la próstata para vaciar la orina. Esta sería una fase de acomodación, en la que de momento no habría síntomas, o serían leves.

Dado que el adenoma va a continuar creciendo, llega un momento en que la vejiga no puede vaciar la orina y «tira la toalla», disminuyendo el grosor del músculo detrusor. Es entonces cuando va a ejercer una función de mero saco receptor de orina, por lo que se queda sin fuerzas para orinar; en este momento, llega a retener cantidades muy importantes de orina, hasta que ocasiona dolor o alteración en la función de los riñones, pues la orina, de manera retrógrada, puede ascender por los uréteres (conductos que en condiciones normales llevan la orina desde los riñones a la vejiga), ocasionando estancamiento de orina dentro de los riñones, con todas sus consecuencias.

La obstrucción mecánica de una estrechez de la uretra (estenosis uretral) puede comportarse de la misma manera, al dificultar la salida de orina, la cual queda retenida en la vejiga.

También puede producirla una contracción muy débil del músculo de la vejiga, o incluso una falta total de contracción, como ocurre en la vejiga neurógena.

¿Puede traer otras consecuencias?

Además, el hecho de no vaciar completamente la orina cada vez que se realiza una micción (residuo postmiccional) va a favorecer la posibilidad de infecciones y la formación de piedras (litiasis) a nivel de la vejiga.

¿Cómo se soluciona?

Cuando se presenta la fase de retención aguda de orina, momento en que el varón quiere orinar y no puede hacerlo, o sale a gotas, habrá que colocar una sonda para drenar la orina al exterior, evitando así el empeoramiento de la función de los riñones. Posteriormente, se deberá tratar la causa de la retención, como es la obstrucción prostática.

Recuerde que...

- La retención aguda de orina es una urgencia urológica, pues requiere su drenaje mediante colocación de sonda.
- Si no se trata, puede empeorar la función de los riñones.
- Generalmente indica un problema de obstrucción de la próstata, pero también puede ser debida a una falta de contracción de la vejiga.

INCONTINENCIA DE ORINA MASCULINA

Existe una incontinencia de esfuerzo (10 %), una incontinencia por urgencia para orinar (60 %) y una incontinencia mixta (30 %).

¿Cuáles son los factores de riesgo?

a) Edad. Al igual que en las mujeres, la incidencia (número de casos nuevos) se incrementa con los años.

b) Alteraciones del aparato urinario inferior. Aparece en un 34 % de los varones que tienen estas alteraciones, y en un 15 % entre los que no la padecen. Así, por ejemplo, es más frecuente en los que padecen de prostatismo (cuadro clínico motivado por obstrucción de la próstata, a la salida de orina), dándose incluso la incontinencia por rebosamiento (véase el capítulo «Hiperplasia benigna de próstata»).

c) Afectación motora y cognitiva. Más frecuente en aquellos varones que tienen problemas de movilidad y del intelecto, como puede ser el párkinson, la demencia senil, la depresión, la esclerosis múltiple o los infartos cerebrales.

d) Cirugía sobre el tracto urinario inferior. Especialmente en las realizadas sobre la próstata, sobre todo cuando se trata de un tumor, ya que durante la cirugía hay que seccionar la uretra y pueden dañarse las fibras esfinterianas.

e) Enfermedades pulmonares y tabaco. Las enfermedades y situaciones que aumentan la presión del abdomen, como la bronquitis crónica (por la tos continuada) y el enfisema, aumentan el riesgo de incontinencia de orina.

f) El tratamiento con diuréticos, que aumentan la producción de orina por parte de los riñones, repleccionando la vejiga.

¿Cuáles son los tipos de incontinencia?

a) Por incompetencia del esfínter externo de la uretra.

b) Por contracciones involuntarias de la vejiga, las cuales no puede gobernar el cerebro.

c) Por vejiga neurógena; con origen en el cerebro, en la médula espinal, o en los nervios periféricos.

d) Por rebosamiento; cuando la vejiga se encuentra llena y va «desbordando». Es más frecuente en los pacientes con hiperplasia benigna prostática.

¿Cómo se llega a su diagnóstico?

Mediante la *historia clínica* y mediante la *exploración física*, siendo muy importante palpar el abdomen para descartar la presencia de masas, o incluso una vejiga llena de orina (lo que entendemos por *globo vesical*), que ya nos estará poniendo sobre aviso de que la vejiga no vacía bien.

Por supuesto, la *exploración neurológica* es esencial, especialmente el *estudio urodinámico*, en el se va a poder determinar el funcionamiento global de todo el aparato urinario inferior (vejiga y esfínter). Esta prueba nos determinará también la *flujometría*, a través de la cual conoceremos la fuerza del chorro de la orina, y también será necesario valorar el residuo que queda tras la micción (residuo postmiccional).

Es imprescindible solicitar una ecografía tanto de ambos riñones como de la vejiga y próstata, pues nos pueden orientar respecto a la existencia de alteraciones anatómicas, quistes, presencia de litiasis —tanto a nivel renal como vesical—, tumores o crecimiento prostático que dificulte la salida de orina.

¿Cuál es su tratamiento?

a) Incontinencia de origen esfinteriano. Generalmente, la afectación del esfínter es debida a lesión del mismo, tras una cirugía prostática. El tratamiento, por tanto, será rehabilitación de la musculatura del suelo pélvico; si no es efectiva, se puede realizar una intervención que consiste en la inyección a través de la uretra (endoscópica) de unas sustancias que forman habones en el cuello de la vejiga, disminuyendo la luz uretral y dificultando con ello el escape de orina. En la actualidad, también se pueden colocar unas cintas, a modo de malla, justo debajo de la uretra, cuya función es la de ejercer de «hamaca» de la misma, especialmente ante los esfuerzos, impidiendo así el escape de orina. Como último recurso, tenemos la posibilidad de implantar un esfínter uretral artificial.

b) Incontinencia por inestabilidad de la vejiga. La vejiga realiza espasmos, debido a contracciones involuntarias de su músculo detrusor; para entendernos, sería una vejiga «nerviosa». Favorecen estos espasmos el nerviosismo, el frío, el alcohol, el café, la diabetes mellitus y algunas enfermedades neurológicas. Hoy por hoy, tenemos fármacos para evitar estas contracciones: son los denominados anticolinérgicos (véase el capítulo «Incontinencia de orina» de la sección «Urología femenina»).

c) Incontinencia por vejiga neurógena. Su tratamiento es más complejo, y en ocasiones precisa realizar varios sondajes diarios por el propio paciente (autosondajes) con el fin de evacuar la orina de la vejiga.

Recuerde que...

- Múltiples son las causas de una incontinencia de orina, por lo que conviene ser estudiado por el urólogo.
- Con mayor o menor efectividad, todos los casos tienen tratamiento.

ANDROPAUSIA

La cincuentena es la edad de la madurez; período de vida entre la juventud y el envejecimiento que se caracteriza por el pleno desarrollo físico, intelectual y afectivo.

A partir de los 50 años de edad al hombre se le aconseja realizar chequeos médicos anuales para descartar enfermedades cardiovasculares, diabetes, etcétera. Pero también es la edad en la que este descubre que tiene una glándula misteriosa, llamada próstata, que le pone en riesgo de trastornar su calidad miccional y su sexualidad. Y también escucha hablar de otro concepto desconocido para él, ligado a la pérdida de virilidad: la andropausia, que los anglosajones conocen como ADAM (*Androgen Decline in the Aging Male*).

¿Y qué es la andropausia?

Conocida como menopausia masculina, andropenia o síndrome de hipogonadismo tardío, es una entidad clínica en la que se asocian síntomas como la falta de apetito sexual (libido), problemas con la erección (disfunción eréctil), disminución de la calidad y volumen seminal, cansancio, sofocos, cefaleas, sudoración excesiva, disminución del crecimiento de la barba, irritabilidad, insomnio, trastornos de la memoria reciente, ansiedad, tendencia a la depresión, disminución de la masa muscular, etc. Generalmente, estos síntomas se asocian a niveles de testosterona en sangre por debajo de la normalidad.

¿La padecen muchos varones?

En España, se calcula que el 70,2 % de los varones entre 45 y 74 años padecen este problema. Sin embargo, es una enfermedad prácticamente desconocida entre la población general, por lo que todavía es un número bajo de casos el que consulta a su urólogo por este problema.

Modificaciones fisiológicas a partir de los 50 años

La erección costará más tiempo en aparecer, al igual que la eyaculación, que será de menor volumen. El orgasmo tiende a ser menos intenso, y el tiempo de latencia entre dos relaciones se prolonga. La sensibilidad genital disminuye, y los tejidos eréctiles se van fibrosando. La frecuencia y calidad de las erecciones nocturnas disminuye paralelamente con el descenso de los niveles de testosterona en sangre. Las relaciones sexuales evolucionan hacia las caricias y el romanticismo más que hacia el erotismo y el orgasmo.

El descenso de la testosterona en sangre se produce a un ritmo del 1-2 % anual después de los 50 años, existiendo niveles inferiores a la normalidad (hipogonadismo) en un 40 % a partir de los 60 años de edad.

Esta realidad fisiológica, y por lo tanto normal en el organismo humano, debe ser conocida y aceptada. Existen varones que achacan sus problemas sexuales a una disminución de la atracción hacia su pareja (se encuentran desmotivados), buscando mujeres más jóvenes. Otros se esconden en su trabajo llegando a límites de superactividad. Es pues importante no aislarse, no perder la autoestima y aceptarse como se es, viendo el propio cuerpo envejecer, pero conservando al mismo tiempo el espíritu de seducción. Nuestro premio Nobel de Medicina, Santiago Ramón y Cajal, decía que se es realmente viejo cuando se pierde la curiosidad intelectual, y que las arrugas cerebrales aparecen de forma precoz en el ignorante.

¿Cuáles son los síntomas clínicos de la andropausia?

1. Se produce una pérdida de masa muscular. Por lo tanto, se perderá fuerza física, además de favorecer las fracturas de los huesos.

2. Es más frecuente la osteoporosis (disminución de mineralización de los huesos). El 25 % de las fracturas de cadera se producen en varones, y existen numerosos estudios clínicos que lo relacionan con una menor tasa de testosterona en sangre.

3. Se favorece la presencia de anemia. La producción de glóbulos rojos y de hemoglobina en parte se encuentra estimulada por la testosterona. Al disminuir la hemoglobina, habrá menos capacidad para transportar oxígeno a los tejidos, por lo que se producirá una fatiga precoz.

4. Disminuye el estado de ánimo. Los suplementos de testosterona mejorarán incluso los estados depresivos, y la sensación de nerviosismo y ansiedad.

5. Reducción del apetito y actividad sexual. Se calcula que el 50 % de los varones de más de 60 años presentan algún grado de disfunción eréctil.

¿Guarda relación con el síndrome metabólico?

Antes de nada, comenzaré diciendo que el síndrome metabólico (SM) está considerado como la manifestación clínica de aquellas condiciones que incrementan el riesgo de padecer una enfermedad cardiovascular.

El SM se ha definido como la presencia de, al menos, tres de los siguientes factores:

a) Niveles de la glucosa (azúcar) en sangre superiores a 109.

b) Elevación de la tensión arterial (hipertensión), con cifras superiores a 130/85.

c) Cifras de «colesterol bueno» (HDL-colesterol) inferiores a 40.

d) Triglicéridos por encima de 150.

e) Perímetro abdominal por encima de 102 cm. Es lo que se conoce como obesidad central, y se mide con la cinta a la altura del ombligo.

Es sabido que alrededor del 20 % de la población general presenta SM, que a su vez confiere un riesgo elevado de enfermedad cardiovascular y de diabetes, y de asociarse con la androapusia y a la disfunción eréctil (DE). Así, tanto el SM como la DE presentan como factor común la asociación con el síndrome de deficiencia de la testosterona.

Y también hay evidencia científica de que la obesidad central se asocia a la andropausia. En un metaanálisis realizado en 2010 sobre 37 artículos publicados en revistas médicas en donde se estudiaron a 12.000 varones, se observó que los niveles bajos de testosterona se acompañaban de aumento de la glucosa en sangre, aumento del perímetro abdominal y aumento de los triglicéridos.

Y sabido es, también, que la normalización de los niveles de testosterona mejora los parámetros del SM.

¿Cómo se diagnostica?

Fundamentalmente, mediante la historia clínica, seguida de una analítica sanguínea, en la que se determinarán niveles hormonales, especialmente de testosterona.

¿Cómo se tratará?

El tratamiento, si el problema es un déficit de testosterona, será administrar suplementos del mismo, bien mediante parches (Testopatch), geles (Testim gel, Testogel, Itnogen) o inyectables intramusculares (Reandron).

Al mismo tiempo, habrá que controlar la posibilidad de padecer un SM modificando el estilo de vida, realizando un ejercicio físico continuado y asociando una dieta equilibrada y mediterránea.

Recuerde que...

Se puede considerar que se tiene andropausia cuando se padece al menos tres de los siguientes síntomas:

- Disminución de la sensación de bienestar.
- Dolores articulares y musculares.
- Sofocos y sudoración excesiva.
- Alteraciones del sueño.
- Disminución en el número de erecciones matinales.
- Ansiedad e irritabilidad.
- Cansancio y agotamiento con disminución en el rendimiento laboral.
- Estado de ánimo depresivo.
- Disminución del crecimiento de la barba.
- Disminución en la frecuencia y calidad de las relaciones sexuales.
- Reducción en la sensibilidad del pene, incluso con la sensación de frialdad en el glande.
- Disminución en la duración e intensidad del orgasmo.
- Disminución del apetito sexual.
- Aumento del tiempo transcurrido entre dos relaciones sexuales.
- Múltiples son las causas de una incontinencia de orina, por lo que conviene ser estudiado por el urólogo.
- Con mayor o menor efectividad, todos los casos tienen tratamiento.

¡Importante!

- La edad de la jubilación laboral no es la edad de la jubilación sexual.
- Hay que saber envejecer.
- No hay que perder la autoestima.
- La andropausia guarda relación con el síndrome metabólico, por lo que nos puede estar avisando de potenciales trastornos a nivel cardiovascular.
- Solicite ayuda a su urólogo: si existe una disminución de sus niveles de testosterona en sangre, se le podrán dar suplementos.

TUMOR DE VEJIGA

¿Qué causas lo originan?

Fundamentalmente, el tabaco —más el negro que el rubio, por el alto componente de aminas aromáticas—, pero también puede ser responsable de ello la exposición a productos colorantes, disolventes, industrias del caucho, pinturas y pieles.

¿Qué síntomas tiene?

El más frecuente, con diferencia, es la hematuria (sangre en la orina). En ocasiones debuta con sintomatología miccional irritativa, del tipo de escozor miccional, o el hecho de ir muy a menudo a orinar.

¿Cómo se diagnostica?

La prueba básica es la ecografía; con ella comprobaremos si existen lesiones en el interior de la vejiga. Ante la más mínima duda se planteará la cistoscopia, que consiste en pasar un instrumento —que contiene una luz y una óptica— a través de la uretra, permitiéndonos ver el interior vesical.

¿Hay que extirpar siempre la vejiga?

No. En función del grado de malignidad de las células tumorales, y en función del grado de infiltración —o lo que es lo mismo, de invasión de las paredes de la vejiga—, el tratamiento puede ser la extirpación de la vejiga o sencillamente la exéresis de la lesión, vía endoscópica (transuretral).

La pauta a seguir suele ser extirpar la lesión de forma endoscópica, para después analizarla al microscopio y plantear si hay que complementar el tratamiento o simplemente con quitar la lesión es suficiente.

Por regla general, los tumores que afectan a la capa interna de la vejiga (también llamada mucosa) suelen ser de buen pronóstico. La afectación de los planos musculares, generalmente, conlleva la extirpación completa de la vejiga.

¿Es cierto que tiende a reaparecer?

Sí. Sabemos que en un 70 % de las ocasiones estas lesiones tienden a reaparecer. De ahí la importancia que tiene seguir los controles que periódicamente programará el urólogo, que generalmente serán a base de ecografías y/o cistoscopias.

¿Existe un tratamiento preventivo?

En función del resultado de la anatomía patológica se pueden indicar unos «lavados de la vejiga» (instilaciones) con una sustancia (Mitomicina o BCG, según el caso) que intenta evitar la recidiva de las lesiones tumorales. Por decirlo de alguna manera, aumentarían las defensas de la vejiga contra la aparición del tumor.

Además, algo que se considera obligado es dejar de exponerse a aquellas sustancias que lo pudieron provocar, como el tabaco, pues de lo contrario las posibilidades de reaparición del tumor son máximas.

UROLOGÍA FEMENINA

CISTITIS

¿En qué consiste?

Es la infección superficial de la vejiga, y con mucho, es la más frecuente de las infecciones de orina. Se produce una reacción inflamatoria de la mucosa vesical, que es la capa más interna, y que está en contacto directo con la orina.

¿Es frecuente?

Entre la patología infecciosa ocupa el segundo lugar, tras las infecciones del aparato respiratorio. En la edad preescolar, se estima que afecta a un 4,5 % de las niñas, disminuyendo al 2 % en la edad escolar. En la edad adulta, se considera que un 20 % tendrá en algún momento un episodio de infección urinaria; de tal manera que el pico de incidencia se observa entre los 18 y 39 años, coincidiendo con la edad de máxima actividad sexual.

Representa el 70 % de las consultas al urólogo. Es sabido que la actividad sexual y ciertos métodos anticonceptivos (diafragmas o cremas espermicidas) son factores predisponentes claves. Así, con el inicio de las relaciones sexuales puede aparecer lo que se conoce como «cistitis de la luna de miel».

Con la gestación, hasta un 7 % de las mujeres tendrá bacteriuria (presencia de bacterias en la orina), de las que un 30 % puede llegar a tener una pielonefritis (infección de orina que afecta al riñón).

Entre los ancianos habrá un 25-40 % que tendrá bacteriuria asintomática (presencia de bacterias en la orina, sin que ocasionen síntomas), especialmente si se encuentran ingresados en residencias geriátricas.

¿Qué ocasiona las cistitis?

La bacteria *Escherichia coli* es la responsable del 80 % de las infecciones del tracto urinario. La segunda en frecuencia es el *Proteus mirabilis*, que es la causante del 5-15 % de los casos. Estos gérmenes, elaboran sustancias que destruyen la barrera de la mucosa de la vejiga, siendo capaces de ocasionar microheridas. A partir de aquí se inicia la multiplicación de gérmenes, haciendo que las defensas naturales de la pared de la vejiga se vean desbordadas; es en este momento cuando la vejiga presenta espasmos o contracciones involuntarias con la finalidad de eliminar a los agresores.

¿Qué síntomas provoca?

Fundamentalmente, escozor o dolor al orinar, aumento en la frecuencia de las micciones (incluso con urgencia), dolor en el bajo vientre (hipogastrio) y, en ocasiones, incluso puede aparecer sangre en la orina (cistitis hemorrágica). Puede haber febrícula (temperatura inferior a 38 ºC), junto con orinas turbias y de intenso olor.

En personas ancianas, todas estas manifestaciones pueden estar ausentes, por lo que nos puede despistar. Un simple malestar general puede requerir de un análisis de sangre y orina, siempre bajo criterio de su médico.

¿Existen factores que predispongan a padecerlas?

Sí, como por ejemplo:

a) Los anticonceptivos tipo barrera, que aumentan por cuatro el índice de infecciones, ya que alcalinizan la vagina al disminuir los lactobacilos —gérmenes habituales en la vagina, que mantienen un medio ácido y son protectores frente a otros gérmenes.

b) La actividad sexual aumenta el riesgo cuarenta veces; se cree que el masaje uretral producido durante el coito favorecería el arrastre de gérmenes desde la parte externa de la uretra hasta la vejiga. El riesgo de padecer una cistitis recurrente es nueve veces superior si el coito es diario —en nuestro medio, la frecuencia de encuentros sexuales oscila entre 2 y 7 semanales—. También lo empeora los cambios de pareja.

c) La diabetes, que multiplica por cuatro la posibilidad de que haya gérmenes en la orina.

d) El embarazo, que incluso al ocasionar una dilatación fisiológica (normal) de la vía urinaria puede hacer que los gérmenes asciendan con más facilidad hasta el riñón, ocasionando lo que conocemos como pielonefritis. La susceptibilidad de padecer infección urinaria durante esta etapa de la vida es el triple que la de la población femenina restante.

Entre un 20 y un 40 % de la bacteriuria asintomática (presencia de bacterias en sangre sin ocasionar síntomas) no tratada evolucionan a pielonefritis. La erradicación de la bacteriuria asintomática reduce el 80 % de las pielonefritis.

e) La edad, pues un 20 % de las mujeres mayores de 60 años presentan en algún momento infecciones urinarias. Tras la menopausia se produce una disminución de estrógenos, que a su vez hace disminuir los lactobacilus de la vagina, disminuyendo su protección, como ya hemos mencionado al hablar de los anticonceptivos tipo barrera.

f) Cistocele, o vejiga desprendida. El mecanismo consiste en que al orinar no se vacía del todo la vejiga, quedando algo de orina en la parte desprendida —que se encuentra por debajo del nivel de la uretra— y siendo por tanto caldo de cultivo para que proliferen los gérmenes.

g) Incontinencia de orina, que favorece el crecimiento y diseminación de las bacterias, aumentando el riesgo de cistitis en 5,8.

h) Estreñimiento. Dado que en un 90 % los gérmenes causantes de las cistitis proceden del intestino, que por la proximidad anatómica pueden pasar a la vía urinaria, a mayor tiempo de asentamiento de las heces en el intestino, mayor tiempo para que puedan contaminar la vejiga.

i) Alteraciones en el funcionamiento de la vejiga y el esfínter, que pueden originar turbulencias en la orina y, consecuentemente, infección.

j) Litiasis o piedras en la vía urinaria. Los gérmenes pueden adherirse a la superficie de las mismas, quedando alojados hasta que en un momento de disminución de defensas puedan proliferar y ocasionar una infección urinaria.

k) Inmunodepresión, es decir, todas las situaciones que puedan disminuir las defensas del organismo.

l) Otras situaciones como el frío o estar mucho tiempo con el bañador mojado.

¿Qué se entiende por recidiva?

Es una recaída en la que aparece una nueva infección, pero ocasionada por el mismo germen. Generalmente se produce en las dos primeras semanas, tras la aparente curación. Puede deberse a un tratamiento inadecuado o demasiado corto, o bien a la existencia de una anomalía genitourinaria, o por el acantonamiento de las bacterias en un lugar inaccesible a los antibióticos, como pueden ser las litiasis renales.

Si a lo largo del año aparecen tres o más episodios, se hablará de cistitis recurrente o recidivante.

¿Y qué entendemos por reinfección?

En este caso, la infección la ocasiona otro germen distinto al del primer episodio infeccioso. Representan el 80 % de las cistitis recurrentes.

¿Qué es una bacteriuria asintomática?

Con estos términos queremos expresar la presencia de bacterias en la orina, aunque sin que haya infección, por lo que en principio no hace falta tratarla; solo existe una excepción, que es durante el embarazo, en cuyo caso sí que se instaurará tratamiento antibiótico ante el riesgo (el doble) de que ocasione un parto prematuro, o riesgo (50 %) de recién nacido de bajo peso.

¿Cómo se defiende nuestro organismo?

Nuestro organismo presenta una serie de elementos que le hacen tener cierta resistencia para evitar las infecciones urinarias, como son:

—Integridad anatómica y funcional de la vía urinaria.

—Movilidad descendente del uréter, que dificulta la ascensión de los gérmenes.

—Integridad de las válvulas vesico-ureterales, que impiden el reflujo de orina hacia el riñón.

—Vaciado completo en el momento de la micción. La orina estancada es un buen caldo de cultivo para el crecimiento de gérmenes.

—Anticuerpos y sustancias, segregados por el epitelio de la vía urinaria, que impiden la adherencia de las bacterias a las paredes de la misma.

¿Y cómo se inicia la infección?

La presencia inicial de gérmenes en la orina se produce por el paso de los mismos desde las heces que se encuentran alojadas en el recto —de ahí que sea más frecuente en las mujeres estreñidas— a la vejiga. En ocasiones, estos gérmenes pasan del ano a la vagina y de aquí a la uretra; este sería el mecanismo de la infección urinaria ascendente, que si no se trata podría llegar a afectar al riñón.

Existe también la llegada de gérmenes a través de la vía sanguínea, o incluso a través de una fístula entre la vejiga y el intestino —hecho afortunadamente infrecuente—, como puede suceder en tumores intestinales o en la enfermedad de Crohn.

¿Cómo se tratan las cistitis?

Con antibiótico, que su médico le explicará cuál es el más indicado en su caso concreto, e incluso cuántos días deberá tomarlo. Lo ideal es recoger primero una muestra de orina, para cultivarla y comprobar qué germen crece y cuáles son los mejores antibióticos que actúan sobre él (antibiograma); así, en el hipotético caso de que la cistitis no mejorase con el antibiótico que le pautara su médico, al visualizar el resultado del cultivo se podría cambiar por otro más adecuado —dependiendo de la sensibilidad o resistencia del germen a cada antibiótico en concreto—. Posteriormente, se suele hacer un control con nuevo cultivo de orina, para comprobar que la infección ha desaparecido del todo.

Por supuesto, se actuará sobre los agentes favorecedores, como el estreñimiento, el cistocele, estar tiempo con el bañador mojado, etc.

Si existe una clara relación entre el coito y la infección urinaria, se aconsejará orinar después de cada encuentro sexual, o incluso establecer una pauta profiláctica con una dosis de antibiótico después del mismo.

En el caso de mujeres menopáusicas puede ser interesante la administración de estrógenos (hormonas) a nivel local, mediante cremas u óvulos vaginales.

Como remedio natural sabemos, por trabajos científicos contrastados, que el zumo de arándano rojo realiza un efecto de arrastre de gérmenes, por lo que su uso diario evitaría de alguna forma la presencia de infecciones de orina. En farmacias y parafarmacias lo podemos encontrar en forma líquida o de comprimidos y cápsulas (Urell, Cysticlean, Cistitus, Cranberola, Urocis, Uromil, Monurelle, etc.).

Ante la presencia de reinfecciones, su médico valorará la necesidad de instaurar una pauta profiláctica (preventiva).

¿Por qué es tan importante insistir en realizar un correcto tratamiento de las infecciones urinarias durante el embarazo?

Porque sabemos que:

1. Un 20-40 % de las bacteriurias asintomáticas no tratadas evolucionan a pielonefritis (infección del riñón).
2. El 60-70 % de las pielonefritis en el embarazo presentan bacteriuria asintomática permanente.
3. La erradicación de la bacteriuria asintomática reduce el 80 % de las pielonefritis.
4. La presencia de gérmenes en la orina de la madre puede ocasionar partos prematuros, sobre todo si existe pielonefritis (infección de los riñones).

¿Cuáles son los efectos beneficiosos del arándano rojo?

Los arándanos son los frutos del mirtillo, arbusto que alcanza una altura de unos 50 cm. Las infusiones con las hojas del mirtillo y sus frutos se han utilizado tradicionalmente para hacer más fluida la orina y para disolver y eliminar las arenillas, al igual que para aliviar los síntomas de las infecciones urinarias.

En la actualidad, y gracias a estudios clínicos de rigor, se sabe que el zumo de arándano rojo inhibe la capacidad de adherencia del Escherichia coli a la mucosa de la vejiga, por lo que tiene un enorme interés tanto en la fase de tratamiento de las cistitis como en su prevención.

Consejos higiénicos

- Evite sentarse en sitios fríos.
- Cuando se bañe en el mar o en un río, procure cambiarse luego para evitar estar con ropa húmeda.
- El alcohol y el café se comportan como irritantes de la vejiga.
- El estreñimiento favorece las infecciones urinarias, por lo que es muy importante intentar evitarlo.
- Es aconsejable beber un mínimo de litro y medio de líquidos cada día.
- Controle sus niveles de glucosa en sangre, ya que la diabetes puede alterar la función de la vejiga, ocasionando una vejiga hiperactiva (vejiga nerviosa).
- Realice micciones frecuentes; no deje pasar más de cuatro horas.
- Ante una cistitis, el calor local le aliviará las molestias.
- Cuando se lave el área genital, o se seque tras orinar, lávese y séquese de delante hacia atrás.
- Realice el tratamiento siguiendo las dosis y duración recomendadas por su médico.

CAMBIOS ANATÓMICOS Y FUNCIONALES DE LA VÍA URINARIA DURANTE EL EMBARAZO

Suelen aparecer a las 20 semanas de gestación, desapareciendo entre las 4 y 8 semanas del parto. Algunos de estos cambios son:

a) Los riñones aumentan hasta 1 cm de longitud, debido fundamentalmente al aumento de la vascularización (de la irrigación sanguínea).

b) Dilatación de los uréteres, pudiendo retener hasta 300 cc de orina, debido a la disminución de su tono muscular. Al mismo tiempo, se alargan y se vuelven más sinuosos o tortuosos.

c) Relajación de la musculatura de la vejiga. El aumento de formación de orina y la compresión por el útero harán que la embarazada tenga frecuentes ganas de orinar.

d) Presencia de reflujo vesico-ureteral, hasta en un 3,5 % de las gestantes.

e) Se produce un alargamiento de la uretra y una pérdida del tono del esfínter, favoreciendo incluso la incontinencia.

Todos estos cambios son fisiológicos (normales) y no tienen que ocasionar síntomas ni dañar la función de los riñones.

Bien es cierto que la dilatación de los uréteres, junto con el reflujo vesico-ureteral, favorecen el ascenso de los gérmenes hasta el riñón, predisponiendo a la aparición de pielonefritis (infección de los riñones).

INSTRUCCIONES PARA LA RECOGIDA
DE UNA MUESTRA DE ORINA

1. Abrir el recipiente estéril, sin tocar con las manos la parte interna.

2. Lavar la zona genital, con agua y jabón, antes de proceder a recoger la orina.

3. Orinar, desechando la primera parte del chorro.

4. Recoger la orina restante, directamente en el recipiente estéril, teniendo precaución de que este no contacte con la piel y no se contamine.

5. Tapar el recipiente sin tocar la parte interna del tapón.

CAMBIOS DEL APARATO URINARIO FEMENINO CON EL ENVEJECIMIENTO

Cambios de la vejiga

—Disminuye la capacidad de la vejiga.

—Aumenta el residuo de orina después de la micción.

—Disminuye la contractilidad del músculo de la vejiga.

—Aumentan las contracciones involuntarias.

Cambios de la uretra

—La disminución de los estrógenos en la mujer produce una disminución del grosor muscular de la uretra.

—Disminuye la presión de cierre, con lo que facilita el escape de orina y el ascenso de gérmenes hacia la vejiga.

—Se produce una pérdida del ángulo vesico-uretral, favoreciendo la incontinencia urinaria.

Cambios en el suelo pélvico

Conlleva una disminución de la masa muscular y del colágeno y, por lo tanto, del soporte de los órganos abdominales, con lo que se favorece el prolapso de los órganos.

INFECCIÓN DEL RIÑÓN (PIELONEFRITIS)

¿Por qué se produce?

Lo más frecuente es que la infección sea ascendente, es decir, que a partir de una infección de orina de la vejiga (cistitis) asciendan los gérmenes, vía ureteral, hasta llegar al riñón; por eso las pielonefritis son más frecuentes en las mujeres (90 %), porque en ellas también es más habitual la presencia de cistitis. Además, el riñón es un órgano sensible a la infección, ya que es relativamente pobre en células fagocitarias (células que atrapan a los gérmenes y los destruyen).

La vía hematógena (a través de la sangre) es excepcional, lo mismo que a través de la linfa.

¿Las niñas pueden tener pielonefritis?

Sí, solamente que en ellas el mecanismo de ascensión de los gérmenes suele ser debido a que previamente ya existía un reflujo de orina (de la vejiga a los riñones) debido a una incompetencia del mecanismo valvular que existe en la unión del uréter con la vejiga, y que precisamente sirve para evitar ese reflujo de orina, para que no dañe a los riñones. Este reflujo suele estar presente en el 20 % de las infecciones urinarias de la niña.

¿Es grave?

Si no se trata a tiempo puede ser grave, e incluso si la infección se extiende a la sangre, lo que se conoce como sepsis o septicemia, puede ocasionar la muerte del paciente; de ahí la importancia de su diagnóstico precoz y su tratamiento lo más rápido posible.

¿Por qué no ingresan en el hospital todas aquellas mujeres que padecen de pielonefritis?

Depende de la intensidad y gravedad de los síntomas. Si la infección del riñón se ha detectado en una fase inicial y la paciente se encuentra relativamente bien, se instaura el tratamiento antibiótico correspondiente y se puede ir a su domicilio; ahora bien, si los síntomas son más acusados y el estado general de la mujer está más deteriorado, entonces se recomienda su ingreso hospitalario, iniciando el tratamiento antibiótico a través de la vena (endovenoso).

A las diabéticas, las pacientes que toman medicación inmunosupresora (para disminuir la inmunidad, como en los casos de trasplantes), las ancianas y las embarazadas se les recomienda su ingreso hospitalario para un seguimiento más estricto.

¿Cómo puede una misma darse cuenta de que tiene una infección del riñón?

Realmente es el médico el que determinará este diagnóstico, pero algunos síntomas que nos pueden orientar son:

a) Molestias urinarias tipo cistitis (escozor o dolor, ir a menudo a orinar, etc.).

b) Dolor a nivel lumbar. Este se produce por la distensión de la cápsula (camiseta) del riñón, debido a la inflamación del mismo.

c) Fiebre de 38 ºC o más, con escalofríos.

d) Malestar general.

¿Hay que tomar antibióticos durante mucho tiempo?

Se aconseja un mínimo de dos semanas. Con menos tiempo, corremos el riesgo de que recidive la infección. Por eso es importante el control por el médico. Tras finalizar el tratamiento antibiótico, seguramente él solicitará un nuevo cultivo de orina, para comprobar que el germen haya desaparecido.

INCONTINENCIA DE ORINA

¿Es frecuente?

En un estudio realizado en España (estudio EPICC) que se dio a conocer en el Congreso Nacional de Urología de 2007, se dieron los siguientes datos:

—Las mujeres menores de 45 años tenían un 6,4 % de incontinencia de orina.

—En las mujeres de entre 45 y 54 años el porcentaje ascendía a 10,5 %.

—En las mujeres entre 55 y 64 años, el 15,5 % padecían de incontinencia.

¿Qué tipos de incontinencia existen?

Básicamente nos encontramos con:

a) Incontinencia de esfuerzo. Es aquella en la que existe una debilidad de los ligamentos del suelo de la pelvis y de la uretra; como consecuencia, el cuello de la vejiga desciende con los esfuerzos. Este descenso impide a la uretra que se comprima durante el esfuerzo, haciendo que se escape la orina (hipermovilidad uretral). Es el tipo más frecuente en la mujer, llegando a representar el 49 %.

b) Incontinencia de urgencia. Se producen contracciones involuntarias de la vejiga; para entendernos, sería una «vejiga nerviosa» (médicamente se conoce como vejiga hiperactiva) que no puede ser gobernada por el cerebro. Se empeora con el nerviosismo, con el frío, con excitantes como el café y el alcohol y con la diabetes mellitus. Este tipo de incontinencia representaría el 22 %.

c) Incontinencia mixta. En ella se pueden apreciar, al mismo tiempo, los dos tipos anteriores. Representa el 29 %.

d) Incontinencia por debilidad intrínseca del esfínter uretral. Se produce porque el esfínter es incompetente y se encuentra siempre abierto, dejando paso a la orina en todo momento.

¿Cuáles son los factores de riesgo?

1. La edad. Está suficientemente demostrado que la prevalencia (frecuencia) de casos de incontinencia de orina aumenta progresivamente con la edad, ya que los tejidos perderán elasticidad, dada la disminución de colágeno, que es la sustancia que ofrece consistencia a las estructuras músculo-ligamentosas.

2. Los partos. Especialmente el parto vaginal, en el que puede haber un mayor desgarro de tejidos y un mayor sufrimiento de la musculatura y ligamentos del suelo pélvico, afectando incluso a la inervación del esfínter de la uretra. Se ha visto también que la incontinencia de orina es más frecuente entre las multíparas (mujeres que han tenido varios partos). Suele predominar la incontinencia de esfuerzo.

3. La obesidad. Se ha establecido una relación evidente entre el índice de masa corporal y la incontinencia de orina, ya que el sobrepeso incrementa la presión intraabdominal, empujando a las vísceras hacia la pelvis, y ocasionando un estiramiento, y por lo tanto una debilidad de los músculos, ligamentos y nervios del suelo pelviano. Por otra parte, se ha observado que en aquellas mujeres que han sido intervenidas quirúrgicamente por obesidad mórbida, su prevalencia de incontinencia disminuía del 61 al 12 %. El tipo de incontinencia más frecuente suele ser la de esfuerzo.

4. El estreñimiento pertinaz. Debido a los esfuerzos de pujo se produce una sobredistensión de los ligamentos del suelo de la pelvis, que incluso puede dañar al nervio pudendo, favoreciendo la aparición de incontinencia urinaria, siendo predominante el tipo de esfuerzo.

5. Factores uroginecológicos diversos. Tales como las infecciones urinarias, especialmente si son de repetición, prolapsos (descensos) de los órganos de la pelvis, como son la vejiga y el útero o matriz.

6. Enfermedades neurológicas. La demencia, el alzhéimer, la esclerosis múltiple, las embolias y hemorragias (también conocidas como accidentes cerebro-vasculares o ACV) son causantes todas ellas de la incontinencia urinaria de urgencia.

En ocasiones, la presencia de una hernia discal a nivel lumbar puede ser la consecuencia de una incontinencia de urgencia; el motivo es que los nervios de la vejiga tienen su origen en la columna lumbar, y un pinzamiento de los mismos puede ocasionar una vejiga hiperactiva, que origine los espasmos de vejiga y la consiguiente incontinencia de orina.

7. La diabetes mellitus, que origina espasmos o contracciones involuntarias de la vejiga, ocasionando incontinencia de urgencia.

8. Medicamentos como los diuréticos o los indicados para disminuir la tensión arterial.

9. Sustancias excitantes como el alcohol, el café y las bebidas de cola, que favorecen la aparición de contracciones involuntarias de la vejiga, con la consiguiente incontinencia de urgencia.

10. Predisposición familiar. Puede existir un componente genético en cuanto a la calidad de los tejidos musculares y ligamentosos del suelo pelviano.

11. Ejercicio físico. Algunos ejercicios, como los abdominales o el footing, al incrementar la presión de las vísceras abdominales sobre la pelvis, pueden favorecer la aparición de incontinencia. No es raro apreciar incontinencia en mujeres deportistas jóvenes, aunque no hayan tenido embarazos.

12. La menopausia. En esta época se produce una disminución de estrógenos (hormonas femeninas), y por lo tanto una pérdida de tejido conjuntivo, que es el que da resistencia o fortaleza a los tejidos ligamentosos.

¿Qué es una vejiga neurógena?

Es una situación clínica derivada de una lesión del sistema nervioso, bien por afectación a nivel del cerebro, de la médula espinal o a nivel de los nervios. Dependiendo de dónde se produzca la lesión o del grado de la misma, las consecuencias clínicas serán diferentes.

¿Qué tratamiento tiene una vejiga neurógena?

Variará desde un tratamiento conservador (cateterismo vesical intermitente, rehabilitación del suelo pélvico, medicación con anticolinérgicos, toxina botulínica, etc.) a un tratamiento quirúrgico, dependiendo la técnica quirúrgica a emplear, del tipo y grado de afectación.

¿Cómo repercute la incontinencia de orina en la calidad de vida de la mujer?

La incontinencia puede hacer que la mujer se aísle, ya que nota que los escapes de orina desprenden olor y tiene miedo de que la gente de alrededor se dé cuenta de la situación, por lo que empieza a eludir los compromisos sociales. Asimismo, en un estudio británico se demostró que la incontinencia urinaria de esfuerzo alteraba la vida sexual del 28 % de las mujeres estudiadas.

La incontinencia de urgencia hace que muchas mujeres no quieran acudir a ciertos lugares en los que no hay disponibilidad de servicios públicos, planificando metódicamente los sitios a los que pueden desplazarse.

¿Empeora la incontinencia de orina a medida que se cumplen años?

Desgraciadamente, sí. La menopausia altera las estructuras ligamentosas, debilitándolas. Al mismo tiempo, problemas propios de la senectud, como pueden ser la diabetes o la demencia, agravarán la incontinencia.

¿Se puede prevenir la incontinencia de orina en el postparto?

Durante el embarazo y parto se produce una serie de cambios de la estructura de los tejidos del suelo de la pelvis, siendo los responsables, en ocasiones, de la posterior aparición de prolapsos genitales y de incontinencia de orina. Sin embargo, se ha demostrado que un programa de entrenamiento de la musculatura del suelo pelviano que se base en la instrucción mediante un simple folleto no logra un cumplimiento eficaz. Lo que sí está claro es que los ejercicios tendrán que estar dirigidos por profesionales de la fisioterapia, siendo en este caso eficaces y logrando prevenir en cierto modo la incontinencia de orina.

¿Cómo se diagnostica?

—En primer lugar, mediante la *exploración física*, donde con la vejiga llena se mandará toser o hacer fuerzas, y de esta manera se comprobará si existe incontinencia de esfuerzo. Al mismo tiempo, se apreciará si existen prolapsos genitales.

—Se solicitará un *cultivo de orina*, para descartar que no haya gérmenes, y/o estemos ante una infección de orina.

—Puede ser interesante realizar una *ecografía* para visualizar la vejiga. A veces nos llevamos sorpresas como la presencia de piedras (litiasis) en la vejiga, que la irritan y favorecen las infecciones y los espasmos de vejiga.

—Una prueba obligada en el diagnóstico de la incontinencia de orina femenina, es la realización de un *estudio urodinámico*. En esta prueba se llena poco a poco la vejiga con suero, y se registra el comportamiento de la misma en todo momento, apreciando si existen contracciones involuntarias que nos orienten hacia la presencia de una vejiga hiperactiva. También se solicitará toser a la mujer para apreciar si existe incontinencia de esfuerzo, y se la mandará orinar para objetivar el comportamiento del esfínter uretral. Con esta prueba, si existe incontinencia de orina, se podrá poner la etiqueta de a qué grupo pertenece, y por lo tanto, qué tratamiento le conviene más.

¿Cuál es el tratamiento de la incontinencia urinaria de esfuerzo?

Si la incontinencia es de carácter leve, se puede intentar con ejercicios de rehabilitación de la musculatura del suelo pélvico, con la intención de fortalecerla y de mejorar los escapes. Este entrenamiento implica que hay que continuarlo, como si de una gimnasia se tratara.

Además, habrá que modificar algunos hábitos de vida, tales como adelgazar, dejar de fumar, no hacer ciertos ejercicios físicos, evitar el estreñimiento, etc.

Si la incontinencia es más importante habrá que proponer cirugía. Muchas son las técnicas que se han utilizado, y no siempre con buenos resultados; en la actualidad, disponemos de técnicas poco agresivas que se pueden realizar con anestesia local, con una mínima incisión a nivel vaginal, y con ingreso hospitalario de unas pocas horas. Con estas técnicas, colocamos una pequeña cinta o malla de polipropileno, que hace el efecto de hamaca, sobre la que descansa la uretra cuando se realizan esfuerzos, impidiendo así el escape de orina. Los resultados son buenos, en un porcentaje que ronda el 85 % a los 5 años.

¿Cómo se trata la incontinencia por incompetencia del esfínter uretral?

Puede ser útil la colocación de una cinta debajo de la uretra, que aplique más tensión para que de alguna manera cierre un tanto la uretra. Pero un sistema que se está utilizando mucho es la inyección, debajo de la mucosa de la uretra, de distintos tipos de sustancias que hagan varios habones sobre la luz uretral, cerrándola, y por lo tanto, evitando el escape de orina. Esta técnica se realiza con un poco de sedación, y es prácticamente ambulatoria. La tasa de éxitos ronda el 75 % a los tres meses, y el 45 % a los tres años.

¿Son útiles los conos vaginales?

Estos conos, de peso graduado, se introducen en la vagina y se pretende que la mujer los retenga, contrayendo la musculatura pelviana, mientras camina o tose. Si es capaz de retenerlo, pasará a otro cono de mayor peso, y así progresivamente; es un intento de rehabilitar dicha musculatura que se ha visto poco eficaz. Un sistema similar a este son las bolas chinas.

¿Para qué sirve la electroestimulación?

A través de estimulación eléctrica de baja intensidad se intenta fortalecer la musculatura del suelo de la pelvis. Los equipos pueden ser portátiles, lo que facilita la realización de estos ejercicios por la propia mujer en su domicilio.

¿Qué es un esfínter artificial?

Como su propio nombre indica, es una prótesis que consiste en una abrazadera que se coloca alrededor del esfínter de la uretra, unida a un reservorio de líquido y a un mecanismo que la acciona, al que se denomina bomba. Al apretar la bomba de activación, que suele ir colocada en los labios mayores, el líquido del reservorio pasa al manguito, que al llenarse comprime la uretra, impidiendo así el escape de orina. Cuando se quiere orinar no hay más que desactivarlo, con lo que el líquido de la abrazadera regresaría a la bomba. Este mecanismo se utiliza en casos rebeldes en los que han fracasado ya otro tipo de técnicas.

VEJIGA HIPERACTIVA

¿Qué es?

Es una anomalía en el funcionamiento de la vejiga en la que se producen contracciones involuntarias de la misma, y que el cerebro no puede impedir.

¿Es muy frecuente?

Veinte de cada cien españoles, mayores de cuarenta años, lo padecen; es más frecuente en la mujer, que llega a presentarla en un 23,6 %, siendo en el varón del 15,4 %. Es una enfermedad que avanza con la edad y que afecta de manera muy importante a la calidad de vida de quien la padece.

¿Qué síntomas ocasiona?

Fundamentalmente, los síntomas son tres:

—Aumento en la frecuencia miccional, llegando a superar las diez ocasiones a lo largo del día.

—Urgencia para orinar (producida por los espasmos de la vejiga), que incluso ocasiona dolor en el bajo vientre.

—Incontinencia urinaria, al ser incapaz de controlar la urgencia miccional.

¿Cómo se diagnostica?
Mediante la historia clínica, y a través de una prueba

llamada *estudio urodinámico*, que nos va a reflejar (a través de una serie de gráficos y valores) si la vejiga realiza contracciones involuntarias durante su llenado.

¿Existe algún factor que lo empeore?

Sabemos que lo perjudica el frío, el nerviosismo, el café y el alcohol; pero además también existen enfermedades neurológicas como el alzhéimer, las demencias o la esclerosis múltiple que pueden desencadenarlo o empeorarlo. Otra enfermedad muy relacionada con la vejiga hiperactiva es la diabetes mellitus, ya que afecta a las arterias de pequeño tamaño y a los nervios.

¿Tiene solución?

Afortunadamente se pueden utilizar fármacos, llamados anticolinérgicos, que evitan los espasmos vesicales. Su principal efecto secundario puede ser la sequedad de boca. Los nombres comerciales más conocidos son Vesicare (solifenacina), Detrusitol Neo y Urotrol Neo (tolterodina), Uraplex (cloruro de trospio), Toviaz (fesoterodina fumarato) Ditropan (oxibutinina), Kentera (parches transdérmicos de oxibutinina), Uronid (flavoxato), Betmiga (mirabegron).

En ocasiones, y dado que la vejiga hiperactiva se ve empeorada con la ansiedad y el nerviosismo, puede ser útil administrar ansiolíticos y antidepresivos.

Últimamente se están utilizando la neuromodulación y la inyección debajo de la mucosa vesical, de toxina botulínica.

Por desgracia existen muchas mujeres que consideran que esta enfermedad es un proceso normal de la edad, y que tienen que sufrirla, pensando que no tiene tratamiento. Por vergüenza y falta de información, las mujeres esperan una media de siete años antes de consultarlo con un médico.

SÍNDROME DE MICCIÓN NO COORDINADA

¿En qué consiste?

Descrito en 1973 por el Dr. Frank Hinman, consiste en que en el momento de realizar una micción voluntaria, en vez de relajar el esfínter uretral para que salga la orina, se produce una contracción del mismo, existiendo una dificultad importante de vaciado de la vejiga, y creándose unas turbulencias de la orina que pueden originar infecciones urinarias, entre otros trastornos. A esta enfermedad se la conoce también como pseudodisinergia o síndrome de Hincan.

¿Cómo se manifiesta?

De predominio en el sexo femenino, produce infecciones urinarias de repetición, además de dificultad para orinar, con chorro débil, y sensación de vaciado incompleto, ya que queda residuo postmiccional (orina en la vejiga) después de haber orinado.

Suele asociarse también con alteraciones en el hábito intestinal.

¿Cómo se realiza el diagnóstico?

Fundamentalmente, gracias al estudio urodinámico, apreciando un aumento de la actividad electromiográfica del esfínter periuretral durante la micción.

En ecografía es frecuente que se aprecie una dilatación de la vía urinaria superior, al producirse un reflujo de la orina, desde la vejiga a los riñones, dadas las altas presiones que se producen en la vejiga, que va a tener todas las características de vejiga de lucha.

¿Tiene tratamiento?

Podemos recurrir a los medicamentos alfabloqueantes, como si de una obstrucción prostática se tratara, con la finalidad de forzar al cuello de la vejiga a abrir más y favorecer la salida de la orina desde la vejiga. También se están utilizando programas de reeducación vesical, con resultados variables, aunque con una mejoría, en líneas generales, en torno al 60 %.

CISTOCELE (PROLAPSO DE VEJIGA)

¿Qué es?

Se trata del desprendimiento o descenso de la vejiga a nivel vaginal.

¿A qué puede ser debido?

Las causas más frecuentes son embarazo, parto, menopausia —por debilidad de los ligamentos, que mantienen la vejiga en la pelvis—, obesidad, cirugías previas y envejecimiento.

¿Qué síntomas ocasiona?

—La mujer va a notar un bulto en la vagina que incluso, en fases más evolucionadas, puede sobresalir al exterior, a través de la vulva.

—Dolor con las relaciones sexuales.

—Dificultad para orinar, presentando un flujo urinario lento o retardado.

—Sensación de micción incompleta, volviendo a tener ganas de orinar.

—Infecciones urinarias frecuentes, dado que la orina retenida, por mal vaciamiento, es un buen caldo de cultivo para la proliferación de gérmenes.

¿Tiene tratamiento?

El tratamiento es quirúrgico. Afortunadamente, hoy en día, tenemos técnicas sencillas, poco agresivas y con alta hospitalaria al día siguiente de la intervención, que se realizan con anestesia epidural. Generalmente se coloca una malla que va a ser el refuerzo para evitar que se reproduzca. La vía de acceso es vaginal, por lo que no se necesita abrir el abdomen.

Tras el alta, se aconsejará evitar esfuerzos durante el mes, hasta que se cree un nuevo tejido alrededor de la malla y esta quede integrada en el organismo.

En aquellos casos en que el cistocele sea leve puede indicarse la rehabilitación del suelo pélvico, que fortalecerá los músculos de dicha zona, evitando que el proceso progrese; también, especialmente en mujeres que no mantengan relaciones sexuales, puede indicarse la colocación de un pesario vaginal.

PIEDRAS (LITIASIS) EN LOS RIÑONES

Véase el capítulo equivalente en la sección «Urología masculina».

CÁLCULOS RENALES DURANTE EL EMBARAZO

Se calcula que una de cada 1.500 mujeres embarazadas presenta piedras (litiasis) en los riñones; estas pueden descender por la vía urinaria y ocasionar un cólico nefrítico, o bien pueden quedarse en el riñón, en cuyo caso habrá que controlar que no ocasionen infecciones de la orina, ya que los gérmenes suelen quedar acantonados en las piedras.

Ante un cólico del riñón, el tratamiento tendrá que ser todo lo conservador que se pueda, ya que el 60 % de los cálculos se expulsarán espontáneamente —siempre dependiendo del tamaño de los mismos.

En cuanto a las exploraciones diagnósticas, podrán realizarse las ecografías que sean precisas sin temor de dañar el feto, ya que no emite radiaciones, incluso, la ecografía transvaginal, nos permite visualizar las litiasis que se encuentran en el uréter próximo a su entrada en la vagina.

Sin embargo, la urografía endovenosa podrá realizarse siempre que la exposición de radiación se reduzca y se limite el número de radiografías a dos.

El uso de la litotricia extracorpórea por ondas de choque no está aprobado, dado el riesgo de lesiones que puede haber sobre el feto.

CÓLICO NEFRÍTICO

Véase el capítulo equivalente en la sección «Urología masculina».

QUISTES RENALES

Véase el capítulo equivalente en la sección «Urología masculina».

HEMATURIA (SANGRE EN LA ORINA)

Véase el capítulo equivalente en la sección «Urología masculina».

TUMOR DE VEJIGA

Véase el capítulo equivalente en la sección «Urología masculina».

GLOSARIO DE TÉRMINOS MÉDICOS

ADENOCARCINOMA: tumoración cancerosa o maligna.

ADENOMA DE PRÓSTATA: tumor benigno, o crecimiento excesivo de tejido prostático, y que aumenta con la edad. Es lo que también se conoce como hiperplasia benigna.

ADENOMECTOMÍA: cirugía de extirpación del adenoma a través del abdomen (cirugía abierta).

ANATOMÍA PATOLÓGICA: especialidad médica que estudia, mediante el microscopio, las células de los tejidos.

ANDRÓGENO: hormona masculina. La principal es la testosterona.

ANDROPAUSIA: también conocida como menopausia masculina, se debe a una disminución de testosterona.

BIOPSIA: muestra de tejido para su análisis microscópico por el anatomopatólogo.

BRAQUITERAPIA: es radioterapia interna, que en la próstata consiste en la implantación de unas semillas radiactivas en su interior para eliminar las células tumorales. Generalmente se realiza con anestesia raquídea, precisando un día de ingreso hospitalario.

CÁLCULO: también conocido como piedra o litiasis.

CIRCUNCISIÓN: cirugía de la fimosis, también conocida como postectomía.

CISTECTOMÍA: extirpación de la vejiga.

CISTOGRAFÍA: estudio de la vejiga, mediante radiografías, que se obtienen tras hacer pasar un contraste a través de la uretra.

CISTOSCOPIA: estudio diagnóstico de próstata y vejiga, a través de la uretra (endoscopia). El instrumento tiene una luz y una óptica, que permite la visualización de dichas estructuras.

CRIPTORQUIDIA: elevación de los testículos, abandonando la bolsa escrotal.

DEFERENTE: conducto que transporta los espermatozoides desde el epidídimo hasta la próstata. Es el lugar donde se realiza la vasectomía.

ENDOSCOPIA: técnica de diagnóstico y tratamiento que se realiza a través de los conductos (uretra y uréter).

ESCROTO: bolsa donde se encuentran alojados los testículos.

ESFÍNTER: músculo que rodea a un orificio natural y que permite la apertura y cierre de un órgano, como puede ser la vejiga y el ano.

EPIDÍDIMO: estructura anatómica alargada que se encuentra detrás del testículo y que es donde se produce la maduración de los espermatozoides.

FIMOSIS: anillo de constricción del prepucio que impide su retracción, y por lo tanto dificulta la visualización del glande.

GAMMAGRAFÍA ÓSEA: técnica diagnóstica que muestra las imágenes del esqueleto. Utiliza unas sustancias que emiten radiación, y que una vez inyectadas en vena se fijan al hueso, comprobando así si existen células tumorales que se han fijado en el hueso (metástasis óseas).

GLANDE: cabeza del pene.

GLEASON: escala que mide la agresividad de las células cancerígenas prostáticas. Se realiza tras el estudio microscópico de dichas células y se contabiliza desde el 2 al 10. Cuanto más pequeño sea el valor, menos agresividad tendrán las células tumorales.

HEMATURIA: presencia de sangre en la orina.

HEMATOSPERMIA: presencia de sangre en el semen.

HIDROCELE: líquido alrededor del testículo.

LEUCOCITURIA: presencia de leucocitos en la orina. Puede reflejar la presencia de gérmenes, de piedras, de inflamación o incluso de tumor.

LIBIDO: apetito o deseo sexual.

LITIASIS: piedra o cálculo que puede ser de origen renal o vesical.

LITOTRICIA: procedimiento que permite romper las piedras.

METÁSTASIS: extensión del cáncer a otras zonas del organismo.

NEFRECTOMÍA: extirpación del riñón.

NEFROURETERECTOMÍA: extirpación de riñón y uréter.

ORQUIECTOMÍA: extirpación del testículo.

ORQUIDOPEXIA: fijación del testículo a nivel del escroto. Es una técnica quirúrgica que se realiza en casos de desplazamiento del testículo hacia la ingle o abdomen.

PERINÉ: área anatómica situada entre el escroto y el ano.

PIURIA: presencia de pus en la orina.

POSTECTOMÍA: cirugía de la fimosis, también conocida como circuncisión.

PREPUCIO: piel que recubre el glande. Cuando produce un anillo que dificulta su retracción, se lo conoce como fimosis.

PROSTATECTOMÍA RADICAL: extirpación completa de la próstata y vesículas seminales, como consecuencia de un tumor maligno de próstata.

RESECCIÓN TRANSURETRAL (RTU): cirugía endoscópica (a través de la uretra). Se utiliza en el adenoma de próstata y en tumores de vejiga.

RETENCIÓN AGUDA DE ORINA: acumulación de orina en vejiga por la imposibilidad para orinar. Se suele acompañar de dolor intenso a nivel del bajo vientre.

TESTOSTERONA: principal hormona masculina que se produce en los testículos.

URÉTER: conducto que lleva la orina desde el riñón a la vejiga.

URETRA: conducto que lleva la orina desde la vejiga al exterior.

URETRORRAGIA: sangrado a través de la uretra.

UROGRAFÍA ENDOVENOSA: estudio radiológico del aparato urinario (riñones, uréter y vejiga) tras administrar contraste por la vena.

VARICOCELE: varices a nivel del cordón espermático. Por motivos anatómicos, es más frecuente a nivel izquierdo.

VASECTOMÍA: cirugía de planificación familiar en el varón.

VESÍCULA SEMINAL: almacenes de espermatozoides que se encuentran en el conducto deferente, poco antes de llegar a la próstata.